食品のはたらき

山田耕路

海鳥社

まえがき

食品成分の体調調節機能が注目を集めている。体調調節機能を有する食品が特定保健用食品に指定され、それ以外にも多くの食品がサプリメントや健康食品として市販されている。これらの食品の内容、利用について多くの情報が氾濫しているが、必ずしも正確ではない場合がある。正確な記載が行われている教科書および専門書は消費者にとって難解にすぎ、消費者向けのインターネット情報や単行本には十分な情報が与えられておらず、誤解を招く表現も認められる。そこで、食品成分の体調調節機能の活用を目的として、消費者から研究者まで幅広く利用しうる食品機能情報ブックを作成することとした。

本文は初心者にわかりやすいものとするため、重要情報を精選し、平易な文章で記載することに努めた。各節は短くまとめ、飽きさせないものとした。関連情報は主として表に編集して、わかりやすいものとし、トピック的な情報を資料欄に別記した。

章の構成は初心者向けと専門家向けを分離した。第１章と第２章は初心者を対象として日本人の食生活と食品の体調調節機能について解説した。第３章から第６章は主要な食品成分の体調調節機能について解説したものであり、食品学・栄養学に関連する大学生向けの講義テキストとして作成している。第７章は大学院学生を対象としたものであり、食事と病気に関する情報をがんと免疫疾患を中心に記載した。

インターネットの発達により活字情報の重要度が低下しているように見える。実際、速報的情報についてはインターネットが便利である。しかし、情報をわかりやすく編集して提供する点では活字情報が勝っている。情報は受け取る側の準備状態により獲得できる情報が異なるものである。活字情報は繰り返し接することができ、読者の成長にともない異なる情報を伝達することができる。本書では初心者向けから専門家向けまで幅広い情報を提供することにより、読者の成長とともに進化する内容とすることに務めた。

本書は、本文を一読することにより食品機能の概略を知ることができる。さらに高度な情報を必要とする場合、表や資料にまとめられた情報を参照することができる。これらの情報は、消費者、食品関連事業者、食品学の世界に進もうとする学生、食品研究者のそれぞれの要求に応じることができよう。

食品学の講義に利用する場合を考慮して、単元を小さくまとめて取捨選択を容易にした。また、初心者情報と高度な情報を分けて記載することにより、学生のレベルに応じて内容を選択することを可能にした。

大学での講義において、講義あるいは試験実施の時点で知識を応用可能な形で定着させることは困難である。しかし、職場で専門的知識が必要となった場合、講義経験のある領域においては知識の拡充が容易となる。教科書を用いた講義が行われていた場合、使用した教科書を出発点として知識を積み上げることができる。多くの読者が本書を出発点として正しい食情報を獲得し、健康志向食品を賢く利用することにより、健康な食生活を送られることを願っている。

2006年1月18日

山田耕路

目　　次

第1章　日本人の食生活 ………………………………………………… 9

生活習慣病とアレルギー　9／がんの予防　10
国民栄養調査　11／肥満度　12
血圧　13／運動と喫煙　14
日本人の食事摂取基準　15／推定エネルギー必要量　16
タンパク質の食事摂取基準　17／脂質の食事摂取基準　17
糖質の食事摂取基準　18／エネルギーの栄養素別摂取の年次推移　19
エネルギーの食品群別摂取構成比の年次推移　20
タンパク質の食品群別摂取構成比の年次推移　20
脂質の食品群別摂取構成比の年次推移　21
ビタミン・ミネラル剤の利用状況　21
欠食状況　22／　昼食の外食依存率　24
栄養素摂取の年齢による違い　24／　栄養所要量充足率の個人差　25
子供の食生活　27／　高齢者の食生活　27

第2章　食品のはたらきと特定保健用食品 ……………………………… 29

食品のはたらき　29／　食品中の顕在的体調調節因子　30
食品中の潜在的体調調節因子　32／食品中の機能性因子　33
栄養強調表示と健康強調表示　34／保健機能食品　35
特定保健用食品の認定　36／特定保健用食品の分類　37
おなかの調子を整える食品　38／血圧が高めの方の食品　38
コレステロールが高めの方の食品　39／血糖値が気になる方の食品　39
ミネラルの吸収を助ける食品　40
食後の血中の中性脂肪値が上昇しにくく、体脂肪がつきにくい食品　40
虫歯になりにくい食品　41／特別用途食品　42

いわゆる健康食品　43

第3章　糖質のはたらき …… 45

糖質の分類　45／糖質の構造　46
糖質の消化と吸収　47／グルコースの代謝　48
単糖の反応　50／五炭糖（ペントース）　51
六炭糖（ヘキソース）　52／その他の単糖類　53
二糖類　54／糖アルコール　56
オリゴ糖　57／多糖類　59
デンプンとグリコーゲン　60／セルロース　61
ペクチン　62／その他の動植物多糖類　63
ガム類　64　／海藻多糖類　65
微生物多糖類　67

第4章　タンパク質のはたらき …… 69

タンパク質の構造　69／タンパク質の消化と吸収　69
タンパク質の栄養価　71／アミノ酸の分類と性質　72
稀少アミノ酸　74／アミノ酸・ペプチド・タンパク質と味覚　75
単純タンパク質　76／複合タンパク質　77
誘導タンパク質　79／タンパク質の反応　79
タンパク質の変性　81／ペプチド・タンパク質の体調調節機能　82
大豆タンパク質　83／その他の植物タンパク質　85
牛乳タンパク質　86／卵タンパク質　87
食肉タンパク質　88／魚肉タンパク質　89

第5章　脂質のはたらき …… 91

脂質の定義と分類　91／リン脂質　92
糖脂質　93／リポタンパク質　93
誘導脂質　93／天然脂質関連物質　94

脂質の消化と吸収 94／食用油脂の脂肪酸組成 95
食用油脂の分析 96／脂肪酸の分類 98
脂肪酸の構造 99／脂肪酸の物理的性質 100
脂肪酸の化学的性質 102／飽和脂肪酸 103
不飽和脂肪酸 104／エイコサノイド 106
油脂の酸化 107／脂肪酸の酸化過程 108
油の酸敗 109／抗酸化剤 110

第6章 微量成分のはたらき……………………………………………… 113

ビタミン 113／ビタミンA 114
ビタミンD 115／ビタミンE 116
ビタミンK 117／ビタミンB_1 118
ビタミンB_2 118／ビタミンB_6 119
ビタミンB_{12} 120／ナイアシン 120
葉酸 121／パントテン酸とビオチン 122
ビタミンC 123／メソイノシトール 124
コリン 124／ビタミンUとビタミンP 125
ミネラル 125／カルシウム 126
リン 127／カリウム・ナトリウム・マグネシウム 128
食塩の摂取 130／イオウと塩素 130
鉄 131／その他のミネラル 132
酸性食品とアルカリ性食品 134／抗酸化成分とその配糖体 136
茶ポリフェノール 137／アルコール類 137

第7章 食事と病気…………………………………………………………… 139

がんの発生 139／がん細胞の性質 140
がん遺伝子とがん抑制遺伝子 141／食品中の発がん物質と制がん物質 142
食品成分のがん細胞毒性 143／免疫 144
抗原 145／B細胞とT細胞 146

マルチ幹細胞由来免疫担当細胞　147／抗体の構造　148
抗体の性質　149／抗体遺伝子　152
サイトカイン　153／アレルギー　156
アレルゲン　157／食物アレルギーの診断と治療　159
低アレルゲン食品　160／抗アレルギー食品　161
漢方薬　162

参考図書　165

第1章　日本人の食生活

生活習慣病とアレルギー

日本人の3大死因は悪性新生物（がん）、心疾患、脳血管疾患である。これらの疾病はいずれも40歳以上の成人が罹患する確率の高いものであり、成人病と呼ばれていた。これらの疾病に加えて、糖尿病や慢性肝疾患などの疾病は各人の生活習慣と深い関係にあることが明らかとなり、現在では**生活習慣病**と呼ばれている。生活習慣病は食習慣、運動習慣、休養・喫煙・飲酒などの生活習慣がその発症、進行に関与する疾患群と定義されている。

主な生活習慣病

がん　遺伝子の突然変異により正常細胞ががん細胞に変化し、最終的には死に至る疾病。食品中にも発がん物質あるいはその前駆物質が存在しており、食生活が肺がん（喫煙、高脂肪食）、胃がん（食塩過剰摂取）、大腸がん（高脂肪食、喫煙、食物繊維欠乏食）などの原因となることが知られている。

高血圧　動脈血圧が持続的に上昇する疾病。原因不明の本態性高血圧とアンギオテンシンⅡが関与する続発性高血圧がある。後者は、アンギオテンシンⅠをアンギオテンシンⅡに変換するアンギオテンシン転換酵素ACEの活性を阻害する種々の食品由来ペプチドにより症状が緩和するので、これらの阻害物質は降圧物質として利用されている。塩分の摂り過ぎが血圧を上昇させるので、高血圧患者は塩分の摂取が制限される。

動脈硬化　動脈壁が肥厚して変性し、柔軟性を失い機能低下を起こしている状態。その発症には脂質の沈着をともなうアテローム性動脈硬化が関与することが多い。動物性脂肪の過剰摂取、高タンパク食、塩分の摂り過ぎ、喫煙、大量の飲酒などが関与すると考えられている。動脈硬化の進展は血液の流れを悪くし、血栓が形成されやすくなり、脳梗塞や心筋梗塞に発展する。コレステロールの生体内酸化が出発点となるので、血清コレステロールレベルを低く保ち、生体内酸化を抑制することが肝要である。食品成分では、多価不飽和脂肪酸や食物繊維が血清コレステロールレベルを低下させる。多価不飽和脂肪酸は酸化され易いが、抗酸化ビタミンやその他抗酸化成分を十分量摂取することによりコレステロールの酸化を抑制することが可能である。

生活習慣病に加えて**アレルギー**の増加が問題となっている。第二次世界大戦後の食生活の洋風化がアレルギーの増加をもたらしたと考えられており、現在では日本人の３分の１が何らかのアレルギーを有している。アレルギーの原因物質はアレルゲンと呼ばれ、その多くはタンパク質であるが、アレルゲンタンパク質の摂取量の増加に加え、高脂肪食や食品添加物の一部がアレルギーの増加に寄与したと考えられている。魚油など一部の不飽和脂肪酸や抗酸化成分がアレルギー反応を抑制することが明らかにされている。

がんの予防

がんを予防するためには過食、偏食を避けることが重要である。がんを誘発する食品の摂取を抑えるとともに、がんを防ぐ食品を食事に取り入れることになる。強い酒は消化管を荒らして消化器系のがんの原因となり、喫煙は肺がんの危険率を高めるので控える。塩辛い食事、熱いものは咽頭がんや食道がんの危険率を高める。魚の焼けこげやカビの生成物などには発がん物質が含まれるので食べない。適度の日焼けはビタミンＤの活性化に役立つので推奨されるが、過度の日焼けは皮膚がんの危険率を高めるので控える。過労を避け、体を清潔に保つことも推奨されている。これに十分な睡眠と適当な運動を付け加えると生活習慣病全体を抑制する生活指針となる。

がん予防に役立つ12条

1）偏食せず、栄養のバランスのとれた食事をする。
2）同じ食品を繰り返して食べない。
3）食べ過ぎを避ける。
4）深酒をしない。
5）タバコを少なめに。
6）適量のビタミンＡ、Ｃ、Ｅを摂る。食物繊維を多く摂る。
7）塩辛いものを少なめに。あまり熱いものは食べない。
8）魚の焼けこげなど、ひどく焦げたものを食べない。
9）カビのはえた食品を避ける。
10）過度の日光にあたらない。
11）過労を避ける。
12）体を清潔にすること。

がんを予防する食品が**デザイナーフード**計画の調査結果から導き出されている。これは、種々の食品が発がんを抑制する成分を含んでいることを示している。その活性には強弱があるが、強い生理活性を持つものほど副作用が発現する可能性が高くなる。すなわち、がんを予防するため特定の食品を継続的に過剰摂取すると、他の疾病を誘導する危険性がある。がんを含む生活習慣病の予防を行うためにはバランスのとれた食生活を行うことが最も重要である。過食、偏食を避け、体調調節機能を有する種々の食品を幅広く摂取することが健康維持につながる。

がんを予防する可能性のある食品

第１群：ニンニク、キャベツ、カンゾウ、大豆、ショウガ、セリ科植物（ニンジン、セロリ、パースニップ）
第２群：タマネギ、茶、ターメリック、玄米、全粒小麦、亜麻、柑橘類（オレンジ、レモン、グレープフルーツ）、ナス科植物（トマト、ナス、ピーマン）、アブラナ科植物（ブロッコリー、カリフラワー、芽キャベツ）
第３群：メロン、バジル、タラゴン、エン麦、ハッカ、オレガノ、キュウリ、タイム、アサツキ、ローズマリー、セージ、ジャガイモ、大麦、ベリー

米国がん研究所を中心に進められたデザイナーフード計画で推奨されているもの。上の群ほど重要性が高い。

国民栄養調査

国民栄養調査は栄養改善法（1952年）に基づき、国民の食品、栄養素などの摂取量の実態を把握すると同時に栄養と健康との関係を明らかにし、広く健康増進対策などに必要な基礎資料を得ることを目的として毎年実施されている。平成７年度（1995年）から個人単位の栄養素摂取状況調査が導入され、性・年齢階級別の摂取状況が初めて公表された。その結果、若い年代層でカルシウムが不足し，女性では鉄が不足していることが明らかとなった。また、中高年層では食塩の摂取量が高いなど、それぞれの年代における食生活の問題点が明らかにされ、食生活の健全化を目的とする機能性食品の開発に寄与する貴重な情報が得られている。

肥満度

BMIはBody Mass Indexの略号であり、肥満度の判定に利用されている。BMIの算出は体重(kg)を身長(m)で2回割ることにより行う。BMIは男女とも22.0を標準とし、18.5以下を低体重（やせ)、25.0以上を肥満としている。20代では肥満者の割合は男女ともに大きなものではないが、30代になると急増する。20代で問題なのはむしろ女性の低体重者が多いことである。

人間の身体は飢餓に対する対応しか供えておらず、痩身を目的とした減食は脂肪をできる限り保持するため、筋肉のエネルギー化を優先させる。このような状態で食物を摂取すると、摂取エネルギーを極力脂肪の蓄積に回すことにより次の飢餓状態に備える。したがって、減食は筋肉の喪失と体脂肪率の上昇をもたらし、BMIではやせの部類に入るが、内臓脂肪は肥満者並の最も不健康な状態になりうる。また、筋肉の喪失は基礎代謝を低下させ、余分のエネルギーが体温として放出され難くなるので、肥満しやすくなる。正しい食生活と適度の運動が健康の秘訣である。

BMIは脂肪太りの人だけでなく筋肉量の多い人でも高い値を与えるので、必ずしも肥満の基準とならない場合がある。生活習慣病の発症に強い影響を及ぼすのは**体脂肪率**であり、体脂肪率を低く抑えることが重要である。体脂肪率では男性は25%以上、女性は30%以上を肥満としている。この違いは、女性は皮下脂肪が多いため体脂肪率が高くなるが、生活習慣病の発症に強い影響を及ぼすのは内臓脂肪であることに基づいている。

日本人の身体状況（2001年調査結果）

年齢	肥満者（BMI 25以上、%）		やせ（BMI 18.5以下、%）	
	男	女	男	女
20−29	18.1	7.3	7.7	20.0
30−39	29.0	14.1	2.6	16.0
40−49	31.8	17.2	3.8	6.3
50−59	31.6	24.9	2.9	5.2
60−69	31.3	28.8	4.0	6.8
70以上	21.0	30.5	9.7	10.1

BMI＝体重 kg ／（身長 m)^2

体脂肪率の簡易測定

体脂肪率の簡易測定には体の電気抵抗の測定が用いられるが、水分含量が多いと抵抗が小さくなり体脂肪率が低めに測定される。そのため、電気抵抗法を用いると就寝時から早朝にかけて体脂肪率が高くなり、夕方は低い値を示す。また、運動の後や入浴後も数値が変化する。そこで、体脂肪率の測定には夕食後や就寝前など一定の条件で測定を行い、小さな変化を問題にせず、長期的に評価することが推奨されている。体重計型の足のみで測定する体脂肪計は内臓脂肪の測定が不十分なようで、手と足の両方を使って測定するものがより正確な値を与えるようである。正確な体脂肪率が得られる場合、BMIと体脂肪率の差が肥満の評価に有効であると考えている。男性では、体脂肪率の数値がBMIより大きい場合は脂肪太りの程度が高いといえよう。女性では体脂肪率から５を引いた数値で比較し、同様に評価するとよい。それによってやせの女性で体脂肪率が過多の人を見いだすことができる。

血圧

肥満すると血圧が上昇し、血清中のコレステロールや中性脂肪の濃度も上がり、循環器疾患で死亡する確率が上昇する。正常血圧は最低血圧が85以下、最

日本人の血圧（2001年調査結果）

年齢	高血圧者総計(%)		軽症高血圧(%)		中等症高血圧(%)		重症高血圧(%)	
	男	女	男	女	男	女	男	女
全体	44.8	32.0	25.7	15.9	9.2	5.7	3.0	1.8
15−19	2.2	0.7	2.2	0.7	0.0	0.0	0.0	0.0
20−29	11.5	1.0	9.2	1.0	2.3	0.0	0.0	0.0
30−39	19.3	6.4	15.1	4.5	3.5	1.3	0.4	0.7
40−49	39.2	17.9	27.1	10.2	5.6	4.6	4.2	1.2
50−59	49.1	38.4	28.0	24.1	11.1	6.6	3.3	1.9
60−69	61.5	50.1	38.6	26.2	14.5	9.6	3.6	3.8
70以上	64.2	59.7	34.5	32.7	18.3	14.0	5.6	3.8

血圧の分類

	最低血圧（mmHg）	最高血圧（mmHg）
至適血圧	80以下	120以下
正常血圧	85以下	130以下
正常高値血圧	85−89	130−139
軽症高血圧	90−99	140−159
中等症高血圧	100−109	160−179
重症高血圧	110以上	180以上

高血圧が130以下である。20代男性では軽症および中等症高血圧患者が合わせて11%程度であるが、年齢が上がるにつれ急速に高血圧者の割合が増加する。このような血圧の上昇は、食事と運動に気をつけることにより防ぐことができる。

運動と喫煙

運動習慣者とは、週２回以上、30分以上の運動を、１年以上続けている人をいう。全体では男性で約30%、女性で約27%の人が定期的に運動を行っている。男性では30代から40代にかけて運動習慣者の割合が低下するが、50代から増加する。女性では20代と30代が最も運動習慣者が少なく、それ以降は年齢が上がるにつれ増加する。これは、男女ともに体の老化を防ぐためには運動が必要なことを認識しているからである。運動は体のはたらきを維持するためにも重要であるが、気分転換を通じて頭のはたらきを活性化するので、忙しい時期でも運動を欠かさないように気をつけることが充実した社会生活を送ることにつながる。１日の歩行数は１万歩が推奨されているが、そこに到達するのはなかなか困難である。

喫煙は気分転換に役立つ以外は健康に貢献することはない。男性の喫煙者数は減少する傾向にあるが、女性の喫煙者数は増加する傾向にある。喫煙の習慣はなかなか止めることができないので、その習慣をつけないことが重要である。現在は受動喫煙の弊害が強く認識されており、各所で分煙が進んでいる。

日本人の運動習慣者と喫煙習慣者の割合（2001年調査結果）

年齢	運動習慣者（%）		１日歩行数		喫煙習慣者（%）	
	男	女	男	女	男	女
全体	29.7	27.1	7797	7168	45.9	9.9
20−29	30.4	15.1	8775	7626	58.9	16.1
30−39	21.4	15.5	8551	7528	58.1	16.0
40−49	17.8	21.5	8353	8235	58.4	11.7
50−59	28.9	31.7	8078	7640	49.6	9.7
60−69	39.5	38.1	7529	7168	35.9	6.5
70以上	35.1	31.9	4916	4260	29.0	3.4

日本人の食事摂取基準

平成17年度から21年度の5年間にわたり使用する日本人の**食事摂取基準**（2005年度版）が策定されている。食事摂取基準は、健康な個人または集団を対象として国民の健康の維持・増進、エネルギー・栄養素欠乏症の予防、過剰摂取による健康障害の予防を目的とし、エネルギーと各栄養素の摂取量の基準を示すものである。保健所などで行われる生活習慣病予防のための栄養指導や学校や事業所などの給食提供における科学的データを提供することができる。以下の栄養素については新たな指標として目標量を設定している。増やすべき栄養素では食物繊維、n-3系脂肪酸、カルシウム、カリウムがあり、減らすべき栄養素ではコレステロール、ナトリウム（食塩）がある。脂質については脂肪エネルギー比率だけでなく、その質を考慮する必要があり、飽和脂肪酸、n-3系脂肪酸、n-6系脂肪酸、コレステロールについても策定されている。

エネルギーについては推定エネルギー必要量のみが設定されている。栄養素については推定平均必要量と推奨量が設定され、これらの指標の設定ができない場合に目安量を設定している。また、生活習慣病の予防を目的として目標量が、過剰摂取による健康障害の予防を目的として上限量が設定された。

食事摂取基準の設定指標

推定エネルギー指標：エネルギーの不足および過剰のリスクが最も小さくなる摂取量。

推定平均必要量：当該の性および年齢階級に属する人の50％が必要量を満たすと推定される摂取量。

推奨量：当該の性および年齢階級に属するほとんどすべての人（97～98％）が必要量を満たすと推定される摂取量。

目安量：当該の性および年齢階級に属する人が良好な健康状態を維持するのに十分な量。

目標量：生活習慣病の一次予防のために現在の日本人が当面の目標とすべき摂取量またはその範囲。

上限量：当該の性および年齢階級に属するほとんどすべての人が過剰摂取による健康障害を起こすことがない栄養素摂取の最大限の量。

推定エネルギー必要量

食生活の基本は消費エネルギーを補うだけの食事を幅広い食品から摂取することにある。生活に必要なエネルギーは身体活動レベル別に３段階に分けられている。低い（Ⅰ）は生活の大部分が座位で、静的な活動が中心の場合である。普通（Ⅱ）は座位中心の仕事だが、職場内での移動、立位での作業・接客など、あるいは通勤・買物・家事、軽いスポーツなどのいずれかを含む場合である。高い（Ⅲ）は移動や立位の多い仕事の従事者、あるいはスポーツなど余暇にお

エネルギーの食事摂取基準：推定エネルギー必要量（kcal／日）

年齢（歳）	身体活動レベル					
	Ⅰ		Ⅱ		Ⅲ	
	男	女	男	女	男	女
1－2			1050	950		
3－5			1400	1250		
6－7			1650	1450		
8－9			1950	1800	2200	2000
10－11			2300	2150	2550	2400
12－14	2350	2050	2650	2300	2950	2600
15－17	2350	1900	2750	2200	3150	2550
18－29	2300	1750	2650	2050	3050	2350
30－49	2250	1700	2650	2000	3050	2300
50－69	2050	1450	2400	1950	2750	2200
70以上	1600	1350	1850	1550	2100	1750

生後６カ月未満の男子（女子）は母乳栄養児600（550）と人工乳栄養児650（600）で異なり、６カ月から１歳未満はいずれも700（650）kcal／日。妊婦は１日当たり初期50、中期250、末期500 kcal を追加し、授乳婦は450 kcal を追加する。

カロリーの求め方

熱量計を用いて燃焼熱を測定し、それに消化吸収率をかけて利用エネルギーを求め、尿中に排泄されるエネルギーを差し引いてカロリー数とする。Atwater は糖質およびタンパク質を４kcal／g、脂質を９kcal／g とした。食品成分表に用いられるカロリー数はこれら３成分の含量にエネルギー換算係数を乗じて合計したカロリー数を記載している。なお、エチルアルコールのカロリー数は約７kcal／g である。飲酒の際は高カロリーのつまみ類を一緒に摂ることが多いので、カロリーの摂り過ぎになりやすいので注意する。

ける活発な運動習慣を持っている場合である。

各人の消費エネルギーと摂取エネルギーの違いについては体重の増減を目安にする。毎日同じ条件で体重を測定し、増加しているときは摂取エネルギーが過剰であり、減少しつつあるときは摂取エネルギーが不足している。急激な体重の増加および減少は体調の悪化を導くので注意する。

タンパク質の食事摂取基準

タンパク質の所要量はエネルギーと同様に男性の方が高いが、その差が現れるのは６歳以降である。妊婦および授乳婦はエネルギーおよびタンパク質を余分に摂取する必要がある。

タンパク質の食事摂取基準

年齢（歳）	男			女		
	推定平均必要量（g／日）	推奨量（g／日）	目標量（%エネルギー）	推定平均必要量（g／日）	推奨量（g／日）	目標量（%エネルギー）
1－2	15	20		15	20	
3－5	20	25		20	25	
6－7	30	35		25	30	
8－9	30	40		30	40	
10－11	40	50		40	50	
12－14	50	60		45	55	
15－17	50	65		40	50	
18以上	50	60	20未満	40	50	20未満

妊婦の推定平均必要量は８ｇ／日、推奨量は10ｇ／日追加、授乳婦はそれぞれ15、20ｇ／日追加。

脂質の食事摂取基準

脂質の所要量は、総摂取エネルギーに占める脂質エネルギーの摂取比率で定められている。適正な脂質エネルギー比率は29歳までは20～30%であるが、30歳以降は20～25%となる。成長期から青年期にかけてなじんだ高脂肪食中心の食事を脂質摂取量の低い食事に変えることはかなり困難であり、脂質摂取の適正化が生活習慣病の予防において最も重要な問題となっている。飽和脂肪酸の目標量は18歳以上で設定され、エネルギー比で4.5～7.0%とされている。同様に、n-6系の**不飽和脂肪酸**は10%未満とされており、n-3系の不飽和脂肪酸とコレステロールの目標量は男女で違いがある。

n-3系の不飽和脂肪酸はα-リノレン酸、エイコサペンタエン酸（EPA）、ドコサヘキサエン酸（DHA）などであり、血清脂質改善、血圧低下、制がん、抗アレルギーなどの多彩な生理活性を示し、種々の生活習慣病を予防する。そこで、１日当たり２～３ｇの摂取が推奨されている。

コレステロールは細胞膜の重要な構成成分であり、ステロイドホルモンの原料となる重要な物質である。しかし、コレステロールの生体内酸化が動脈硬化の原因となるので、過剰摂取を避ける必要がある。そこで、コレステロールの目標量は男性で１日当たり750 mg 未満、女性で600 mg 未満とされている。一方、コレステロールの摂取が不足すると肝臓でのコレステロール合成が活性化され、かえって血清コレステロール濃度が高くなることがあるので、コレステロール濃度の高い人でもある程度のコレステロールの摂取は必要である。

総脂質の食事摂取基準

年齢（歳）	目標量（%エネルギー）	
	男	女
１－29	20－30	20－30
30－69	20－25	20－25
70以上	15－25	15－25

妊婦と授乳婦は20－30%。

n-3系脂肪酸とコレステロールの食事摂取基準

年齢	n-3系脂肪酸の目標量(g／日)		コレステロールの目標量(mg／日)	
	男	女	男	女
18－49	2.6以上	2.2以上	750未満	600未満
50－69	2.9以上	2.5以上	750未満	600未満
70以上	2.2以上	2.0以上	750未満	600未満

糖質の食事摂取基準

糖質（炭水化物）の食事摂取基準は18歳以上に設定されており、男女ともエネルギー比で50～70%である。**食物繊維**は血清脂質改善、制がん、免疫調節などの多彩な生理活性を有するので、18歳以上で目安量と目標量が設定されている。肥満に起因する生活習慣病は男性で顕著であるため、女性より男性で目安量および目標量が高く設定されている。食物繊維の過剰摂取は下痢をもたらし、栄養分の吸収を損なう場合があるので、目安量を超える摂取は不要であろう。ある種の食物繊維はミネラルと結合して吸収を阻害するので、サプリメントや健康食品の形で食物繊維を摂取する場合、使われている食物繊維の性質を理解する必要がある。

ビタミン類およびミネラルの食事摂取基準については第6章に別途記載する。

食物繊維の食事摂取基準（g／日）

年齢（歳）	男		女	
	目安量	目標量	目安量	目標量
18－29	27	20	21	17
30－49	26	20	20	17
50－69	24	20	19	18
70以上	19	17	15	15

エネルギーの栄養素別摂取の年次推移

エネルギーの栄養素別摂取構成比の年次推移では、脂質摂取比率の増加と糖質摂取比率の減少傾向が続いている。1990年以降の脂質摂取比率は成人の上限レベルの25％を超え、人口15万以上の都市部では27.2％に達している。高脂血症などの生活習慣病を予防するためには脂質摂取比率を低下させることが望ましい。この脂質摂取量の増加は動物性および植物性脂質の増加によるもので、魚類脂質摂取量の変化は少ない。1995年におけるこれらの脂質の摂取量は動物性脂質24.0ｇ、植物性脂質30.2ｇ、魚類脂質5.8ｇで、ほぼ4：5：1の比率であった。2001年に脂質およびタンパク質の摂取比率が低下しているのは**狂牛病**の発生により牛肉摂取量が低下したことによるものと思われる。

糖質の摂取比率の低下は穀類、とくに米摂取量の低下を反映している。穀類のエネルギー比は1975年の49.2％から1995年は40.7％に低下し、米類のエネルギー比は同様に39.2％から28.9％に低下している。2000年は1995年と同様な値であるが、2001年は若干増加している。

タンパク質摂取比率は1955年以降ゆるやかに増加してきたが、タンパク質摂取量は1975年以降80ｇ前後でほとんど増加していない。しかし、動物性タンパク質の摂取量は1975年の38.9ｇから1995年には43.9ｇに増加しており、その増加分は畜肉の摂取量の増加によるものである。

エネルギーの食品群別摂取構成比の年次推移

エネルギーの食品群別摂取構成比および摂取量の年次推移で最も顕著であるのは、米の摂取量の減少が依然として続いていることである。1995年は1990年と比較して大きく減少したが、2000年はほとんど変化が認められず、2001年には若干増加している。米類の減少の一部を補う形で小麦などの摂取が若干増加している。動物性食品の増加傾向は1995年以降鈍化し、2001年には減少している。その他の食品の摂取については大きな変動は認められない。

エネルギーの栄養素別摂取構成比の年次推移（%）

	1955	1965	1975	1980	1985	1990	1995	2000	2001
脂　　質	8.7	14.8	22.3	23.6	24.5	25.3	26.4	26.5	25.2
糖　　質	78.0	72.1	63.1	61.5	60.4	59.2	57.6	57.5	59.7
タンパク質	13.3	13.1	14.6	14.9	15.1	15.5	16.0	15.9	15.1

エネルギーの食品群別摂取構成比の年次推移

	米類	小麦他	いも類	油脂類	豆類	動物性食品	その他
1980	37.6	10.7	2.4	6.5	4.5	20.8	17.5
1990	34.5	11.0	2.5	7.1	4.9	23.2	16.8
1995	28.9	11.8	2.7	6.8	4.6	25.0	20.2
2000	29.0	12.3	2.6	6.8	4.8	25.0	19.5
2001	30.6	11.6	2.2	5.1	3.6	23.7	23.2

タンパク質の食品群別摂取構成比の年次推移

タンパク質の食品群別摂取構成比は、米類からの摂取が減少し、小麦などの穀類、肉類および乳類からの摂取が増加する傾向にある。2001年に米類のエネルギー摂取比率が若干増加しているのに対し、タンパク質の摂取比率が減少す

タンパク質の食品群別摂取構成比の年次推移

	米類	小麦他	豆類	魚介類	肉類	卵類	乳類	その他
1980	19.3	8.3	8.3	24.0	15.2	5.8	4.7	14.4
1990	17.0	7.9	8.9	23.7	16.4	6.6	5.4	14.1
1995	13.8	8.2	8.2	23.2	18.3	6.3	6.1	15.9
2000	13.9	8.8	8.7	23.0	18.0	6.3	5.7	15.6
2001	12.2	9.0	7.0	24.6	16.6	6.4	6.7	17.6

るとの奇妙な結果が得られている。魚介類からの摂取は減少傾向にあるが、比較的安定しており、2001年には増加している。これと逆の傾向を示しているのが肉類からの摂取である。狂牛病の発生によりタンパク質源の一部が畜肉から魚肉に移ったことを示唆している。

脂質の食品群別摂取構成比の年次推移

脂質の食品群別摂取構成比は1980年以降大きな変化はない。脂質摂取源は油脂類と肉類が中心であり、魚介類、卵類、乳類からの摂取がそれに次いでいる。2001年は油脂類からの摂取が大きく減少し、その他の脂質源からの摂取が増加している。その他に分類される食品は加工食品類が中心であると思われるが、脂質の場合2001年の変化量が非常に大きいことが憂慮される。**サプリメント**や健康食品からの機能性脂質の摂取が増加している懸念があるが、消費者は機能性の高い食材程副作用発現の危険性も高いことを認識すべきである。健康志向食品への過度の依存を慎む必要がある。

脂質の食品群別摂取構成比の年次推移

	穀類	豆類	油脂類	魚介類	肉類	卵類	乳類	その他
1980	10.1	8.3	26.8	10.1	20.3	7.6	7.7	9.1
1990	9.1	9.0	27.2	10.1	20.0	8.3	8.3	8.0
1995	8.7	8.1	25.2	9.6	21.9	7.8	8.8	9.9
2000	8.9	8.6	24.9	10.2	22.6	7.7	8.0	9.1
2001	8.3	7.6	19.6	10.7	20.2	6.9	9.3	17.4

ビタミン・ミネラル剤の利用状況

ビタミン剤は医薬として用いられており、薬局で自由に購入することができるので、幅広く利用されている。ビタミン・ミネラル剤の利用状況は、全体では１種類利用している人の割合が男性で11％、女性で14％、２種類以上を利用している人の割合が男性で６％、女性で10％程度である。80％前後の人は利用していない。

ビタミン・ミネラル剤は、利用者の半数以上が毎日服用しており、週１日以下というのは少数派である。毎日の食生活でどうしても不足するビタミンおよびミネラルの補給に利用することはかまわないが、これらのサプリメントを利用することで安心し、食生活がおろそかにならないよう注意する必要がある。ビタミンおよびミネラルは糖質、脂質、タンパク質の代謝を正常に行うために必要な微量成分であり、食事とともに摂取しなければその意義が低下する。ミネラルの一部は吸収率が低いが、食品成分のなかにはミネラルの吸収を促進するものがある。したがって、ビタミンおよびミネラルは原則的に食品から摂取すべきものであり、ビタミン・ミネラル剤を利用する場合も食事とともに摂取することが必要である。

ビタミン・ミネラル剤の利用状況（2001年調査結果）

年齢	利用していない		1種類利用		2種類以上利用	
	男	女	男	女	男	女
全体	83.0	76.4	11.4	13.7	5.5	9.9
15－19	93.1	91.0	4.3	6.2	2.6	2.8
20－29	90.6	81.5	6.8	11.1	2.6	7.4
30－39	85.4	80.0	8.9	10.0	5.7	10.0
40－49	86.6	78.5	8.7	13.6	4.7	7.9
50－59	80.8	76.4	12.7	13.9	6.4	9.8
60－69	77.1	66.6	17.3	20.2	5.7	13.2
70以上	74.7	72.3	16.4	15.0	8.9	12.7

ビタミン・ミネラル剤の利用頻度（2001年調査結果）

年齢	ほぼ毎日		週2～5日		週1日以下	
	男	女	男	女	男	女
全体	65.3	67.4	25.6	26.7	9.1	5.8
15－19	58.3	55.2	33.3	31.0	8.3	13.8
20－29	47.2	59.8	41.5	33.0	11.3	7.1
30－39	57.0	59.5	29.0	33.3	14.0	7.1
40－49	56.2	58.2	33.3	34.2	10.5	7.6
50－59	66.1	60.7	27.0	34.3	6.9	5.0
60－69	69.8	75.6	22.5	20.4	7.7	4.0
70以上	77.2	81.3	14.4	13.6	8.4	5.1

欠食状況

江戸時代は１日２食が一般的であったが、現在は３食が標準の食事形態となっている。空腹時に摂った食事は脂肪に変わりやすいことから、３回に分けて食事することが推奨されている。日本人の欠食状況では、全体では男性の11.5％、女性の6.5％がほとんど毎日欠食していることが明らかとなっている。ほとんど欠食しない人は男性で77.1％、女性で83.7％である。欠食する人の割合が多いのは20代の男女であり、最も健康に対して配慮していない年代であることがわかる。

朝食は１日の活動を開始するための最も重要な食事である。**朝食欠食率**は男女ともに20代で最も高い。脳のエネルギー源はグルコースであるので、朝食を摂らないと前日の夜食からグルコースの供給がなされないままとなり、思考力や注意力の低下をもたらす。夜更かしすると目ざめが悪く、食欲が出ないので、早寝早起きが健康の秘訣である。また、就寝前に消化の悪い食事を摂ると深い睡眠が得られず、疲労蓄積の原因となる。特に、成長期の子供には十分な睡眠が必要である。成長ホルモンは熟睡時に分泌されるので、十分な睡眠を取れない生活は子供の成長を阻害する。最後の食事は就寝の２時間以上前とし、その後は間食も控えることが望ましい。ただし、就寝前のコップ１杯の牛乳は安眠をもたらすのでこの限りではない。

日本人の欠食状況（2001年調査結果）

年齢	ほとんど毎日欠食		週２から５回		ほとんど欠食せず	
	男	女	男	女	男	女
全体	11.5	6.5	11.4	9.7	77.1	83.7
15－19	9.8	6.9	11.5	12.5	78.7	80.7
20－29	23.4	13.6	22.9	21.1	53.7	65.3
30－39	20.8	9.3	18.0	15.7	61.3	75.0
40－49	12.0	6.8	12.6	8.6	75.4	84.6
50－59	9.0	5.7	10.2	7.3	80.8	87.0
60－69	4.0	2.9	5.2	4.0	90.8	93.1
70以上	4.5	2.9	2.5	4.5	93.0	92.6

日本人の朝食欠食率（2001年調査結果）

	１－６	７－14	15－19	20－29	30－39	40－49	50－59	60－69	70以上
男	1.0	2.0	7.8	20.4	16.0	8.4	5.1	1.0	1.2
女	1.5	1.2	6.7	11.2	5.5	3.2	3.1	1.0	1.2

昼食の外食依存率

昼食は外食することが多くなる。日本人の**昼食外食率**調査では、20代男性の49.2%が外食を、9.5%が調理済み食を摂っている。調理済み食というのはすでに調理されたものを買ってきたり、出前を家で食べたりしたもので、内容的には外食と同じものである。家庭で作った弁当は外食ではなく、家庭での食事と同じく内食に入る。一般向けに調理される外食は、誰が食べてもおいしいと感じるように、濃く味付けをするとともに、脂質の使用量を増やす傾向にある。したがって、塩分と脂質の摂り過ぎにつながるので注意が必要である。外食する場合は、なるべく多くの食材を用いたメニューを選択するように心がけるとよい。

日本人の昼食外食率（2001年調査結果）

年齢	外食		調理済み食	
	男	女	男	女
15－19	30.7	26.1	3.6	4.5
20－29	49.2	35.8	9.5	10.2
30－39	52.6	27.8	6.6	12.8
40－49	48.1	27.6	4.1	7.7
50－59	47.3	20.3	6.1	7.9
60－69	25.2	11.0	5.7	6.3
70以上	6.4	6.1	5.5	6.1

栄養素摂取の年齢による違い

1995年の国民栄養調査から年齢別、性別の栄養素摂取状況が公表された。タンパク質摂取比率は40歳以上で平均値の16%を超え、40歳以下では平均値を下回っているが、その差は大きなものではない。脂肪摂取比率は50歳以上では適正比率の上限値25%を下回っているが、50歳以下では25%を上回っている。糖質の摂取比率は年齢が上がるにつれ上昇する傾向がある。

栄養所要量の充足率では、エネルギーの平均値は102%であるが、男子では15～39歳で、女子では7～39歳で所要量を若干下回っている。カルシウム摂取量は平均値では男子100%、女子95%であるが、年齢別では男女ともに15～49歳で所要量に達していない。鉄摂取量は女性のみに不足が認められ、20代の女性で最も不足している。その他の栄養素ではいかなる年代層でも不足は認められないが、これらの値は各年齢階級における平均値にすぎないことに留意すべきである。

年齢階級別エネルギーの栄養素別摂取構成比（%）の1995年と2001年の比較

	全年齢	1－6	7－14	15-19	20-29	30-39	40-49	50-59	60-69	70以上
1995年										
タンパク質	16.0	14.9	15.7	15.7	15.8	15.6	16.2	16.5	16.3	16.4
脂質	26.4	29.3	30.2	29.5	28.2	27.3	26.0	24.2	22.7	22.5
糖質	57.6	55.8	54.1	54.8	56.1	57.1	57.8	59.3	61.0	61.2
2001年										
タンパク質	15.1	14.1	14.8	14.8	15.0	14.9	14.9	15.7	15.7	15.2
脂質	25.2	28.4	28.7	28.6	27.8	26.7	25.4	23.9	22.1	20.9
糖質	59.7	57.5	56.5	56.6	57.2	58.4	59.7	60.4	62.2	63.9

栄養素摂取量と栄養所要量の男女別・年齢階級別比較（%、1995年調査結果）

	性	全年齢	1－6	7－14	15-19	20-29	30-39	40-49	50-59	60-69	70以上
エネルギー	男	102	108	100	98	91	98	101	109	114	119
	女	102	103	96	95	95	97	103	108	111	115
タンパク質	男	127	132	115	121	124	128	131	137	127	121
	女	123	123	109	116	120	120	130	132	124	123
カルシウム	男	100	143	108	85	89	93	95	106	106	98
	女	95	126	106	91	81	84	93	104	101	90
鉄	男	126	101	110	111	122	131	132	145	135	122
	女	98	91	99	93	85	88	98	105	122	108
ビタミンA	男	160	180	206	159	142	156	156	165	154	141
	女	158	172	187	156	138	146	164	172	160	142
ビタミンB_1	男	148	152	160	145	134	138	139	154	166	156
	女	154	141	153	150	148	144	156	155	175	158
ビタミンB_2	男	128	160	150	120	111	118	120	131	137	128
	女	135	157	139	131	123	123	136	149	144	130
ビタミンC	男	279	232	321	328	256	237	262	300	308	283
	女	275	206	303	274	223	224	287	336	315	274

栄養所要量充足率の個人差

日本人の食生活は平均的にはカルシウムおよび鉄が若干不足する程度で、年齢階級別に見た場合も若年齢層においてエネルギー摂取の軽度な不足が付け加わる程度である。脂質の摂取過剰も適正比率の上限を若干上回っているにすぎず、比較的健全な食生活を送っているように見える。しかし、これらの数値はあくまでも平均値にすぎず、食生活における個人差は大きなものがある。

エネルギー摂取量は48.5%が所要量以下であり、50%以上の人が所要量以上のエネルギーを摂取している。エネルギー摂取の適正レベルを所要量の90から110%に設定した場合、33.5%の人がエネルギー摂取不足であり、37.3%の人が過剰摂取となる。タンパク質は比較的十分に摂取されており、所要量の90%以下の人は17.8%であり、61.8%の人が栄養所要量の110%以上のタンパク質を摂取している。脂質では34.5%の人が所要量の90%以下の摂取量であり、110%以上の脂質を摂取している人は47.4%である。これらの結果は食物摂取の個人差が非常に大きいことを示している。日本型食生活は平均的には比較的健全に見えるが、個々の食生活はそれほど健全ではないことを認識する必要がある。

エネルギー、タンパク質、脂質摂取量の栄養所要量に対する充足率の度数分布（1995年調査結果）

充足率	エネルギー		タンパク質		脂質	
	割合（%）	累積（%）	割合（%）	累積（%）	割合（%）	累積（%）
30%未満	0.2	0.2	0.2	0.2	1.4	1.4
30～	0.5	0.7	0.4	0.6	1.8	3.2
40～	1.1	1.8	0.7	1.3	3.2	6.4
50～	2.7	4.5	1.6	2.9	4.9	11.3
60～	6.2	10.7	2.9	5.8	6.4	17.7
70～	9.8	20.5	4.9	10.7	8.0	25.7
80～	13.0	33.5	7.1	17.8	8.8	34.5
90～	15.0	48.5	9.7	27.5	9.2	43.7
100～	14.2	62.7	10.7	38.2	8.9	52.6
110～	11.2	73.9	11.0	49.2	8.1	60.7
120～	9.2	83.1	10.0	59.2	7.6	68.3
130～	6.1	89.2	9.4	68.6	6.5	74.8
140～	4.2	93.4	7.7	76.3	5.6	80.4
150～	2.4	95.8	6.2	82.5	4.0	84.4
160～	1.6	97.4	4.7	87.2	3.8	88.2
170～	1.0	98.4	3.8	91.0	2.6	90.8
180～	0.7	99.1	2.4	93.4	2.2	93.0
190～	0.3	99.4	2.0	95.4	1.7	94.7
200%以上	0.5	99.9	4.5	99.9	5.3	100.0

子供の食生活

現代の日本人の食生活で問題となるのは子供の食生活である。全体に体内のカルシウムレベルが低く、骨強度の低下による骨折の増加が問題となっている。カルシウムは鎮静作用も有するので、精神的な安定性が低下する。このカルシウムレベルの低下はカルシウム摂取量の低下だけが問題ではなく、リンの過剰摂取について考える必要がある。リンはカルシウムと結びついて骨や歯を作るが、過剰のリンはカルシウムと結合した形で排泄される。血液中のカルシウムレベルが不足すると骨や歯のカルシウムを溶かしてリンの排泄に利用することになり、骨強度の低下やいらいらを生じさせる。食品添加物として幅広く利用されている縮合リン酸塩はリンの過剰摂取をもたらすので注意が必要である。

子供の塾通い時の間食も適正化する必要がある。糖質中心の菓子類はビタミンB_1が存在しないと正しく代謝されず、脂肪の蓄積に回される。また、揚げ菓子などの脂肪に富む菓子は帰宅後の食事での食欲を失わせ、正しい食生活ができなくなる。したがって、食間に利用する間食も栄養バランスのとれたものが必要であり、食品メーカーの努力が望まれる。

なお、幼児期に固い食物を与えないと顎の発達が悪くなり、成長して歯列矯正が必要となる。狭い顎に全ての歯が整列できず、歯並びが悪くなるためであるが、歯列矯正をしないと歯磨きを完全に行うことが困難となり、虫歯が出やすくなる。また、噛むことは脳を刺激し、その正常な発達を促す。繊維質の多い食事に慣らしておくことは、成人後に十分量の食物繊維を摂ることを容易にし、生活習慣病の予防に大きく寄与する。

高齢者の食生活

日本では社会の高齢化が急速に進んでおり、老人の食生活の確立が重要な課題となっている。高齢者の食生活は内容的には比較的良好であり、平均寿命の延長をもたらした原因の１つともなっている。しかしながら、加齢にともない食事の量が減少し、咀嚼力も低下するので、十分な栄養を摂り難い状況となる。高齢者の嗜好および栄養要求に合致した高齢者向け食品の開発・供給が望まれる。また、現在は核家族化が進行し、高齢者のみの家庭が多くなっている。そこで、調理を容易に行うことができ、軟らかく、栄養バランスに優れた調理済み食品の開発が高齢者対応食として必要となっている。宅配サービスの充実も高齢者の食生活健全化に有効である。

第2章　食品のはたらきと特定保健用食品

食品のはたらき

食品の機能は、一次機能（**栄養性**）、二次機能（**嗜好性**、受諾性）、三次機能（**体調調節機能**）の3つに分類されている。三次機能は、機能性食品もしくは特定保健用食品の設計の基本となるものである。

一次機能は古典的栄養学の対象となったものであり、栄養分の不足と疾病の関係から食品成分のはたらきが明らかにされてきた。現代の日本においては栄養素の過剰摂取が問題となっている。二次機能は食品成分の特異構造が感覚に訴える機能であり、食品の受諾性を決定する重要な機能である。おいしさ、食感などがこの分類に入る。現在、食品成分の体調調節機能が注目を集めているが、高い機能を備えた食品であってもおいしくなければ市場性は確保できず、製品の機能を十分発揮することはできない。

食品の体調調節機能には生体の防御作用の強化、疾病の予防と快復、生体リズムの調整、肥満の防止、老化の抑制などがあげられている。このような体調調節機能を有する食品を**機能性食品**と呼ぶ。食品の機能性の認定は厚生労働省で行われ、その効能が確認された食品を**特定保健用食品**と呼ぶ。機能性食品類似の食品として「**いわゆる健康食品**」がある。「いわゆる健康食品」は通常の食品と同様に食品衛生法に基づいて規制されているものであり、その体調調節機能を表示・宣伝することはできない。

食品の体調調節機能が注目され、健康食品、**サプリメント**、特定保健用食品などの開発が活発に行われ、さまざまな健康志向食品が市販されている。医師の管理下で使用する医薬と異なり、これらの健康志向食品は購入後消費者の責任において利用されるものであるので、安全性の確保が最大の課題となる。生産者は製品の安全な利用に関する十分な検討を行い、製品情報を消費者に開示することが望ましい。一部の消費者は特定の健康志向食品に依存してバランスのとれた食生活をないがしろにする傾向がある。優れた機能を有する食品も消費者が正しい食生活を送っていない場合はその機能を発現しえないものと考えるべきである。消費者は特定の食品に依存することなく、完全を期しがたい食生活を補完することを目的としてこれらの**健康志向食品**を賢く利用することが必要である。

食品の体調調節機能

生体の防御作用の強化：免疫増強作用、制がん作用。
疾病の予防と快復：低フェニルアラニン食品。糖尿病、高脂血症、高血圧、アレルギーなどの予防治療。
生体リズムの調整：ホルモン作用、抗環境ホルモン作用。
肥満の防止：消化阻害、エネルギー消費促進、食欲抑制、低カロリー食品、非消化物質。
老化の抑制：活性酸素、過酸化物の除去。

食品中の顕在的体調調節因子

食品中の体調調節因子には、そのまま生体内に取り込まれて機能を発現する顕在的因子と消化によりはじめて活性を発現する潜在的因子がある。

顕在的因子には種々のホルモン類、消化酵素およびその阻害剤、タンパク質

食品中の顕在的体調調節因子（1）ホルモン類

甲状腺刺激ホルモン：TSH。乳中に存在する分子量28,000の糖タンパク質。
TSH放出因子：TRH。乳中に存在。TSHやプロラクチンの分泌を促進。
成長ホルモン放出因子：GRH。乳中に存在。成長ホルモンの放出を促進。
副腎皮質刺激ホルモン：ACTH。乳中に存在する分子量約4,500のペプチド。
乳腺刺激ホルモン：分子量約22,000。乳腺の発育を促進。
性腺刺激ホルモン：ゴナドトロピン。乳中に存在する分子量約37,000の糖タンパク質。アンドロゲン、プロゲステロンの産生分泌促進。
ガストリン放出ペプチド：ボンベシン。乳中に存在。胃酸およびペプシンの分泌を促進するガストリンの放出を促進。
造血ホルモン：エリスロポエチン。乳中に存在。血球分化を促進。
上皮成長因子：EGF。乳中に存在。胃液分泌抑制作用。
黄体形成ホルモン放出因子様物質：大麦中に存在。黄体形成ホルモン・ゴナドトロピンの放出促進作用。
ソマトスタチン様因子：タバコ中に存在。

や多糖類などの生理活性高分子、抗酸化成分などの生理活性低分子などがある。高分子成分は消化により活性を失うことが多く、その機能は主として消化管内で発現する。一方、低分子成分は消化管より吸収され、生体内で活性を発現することが可能である。特定保健用食品の認可を受けるためには、体調調節因子の所在を確認し、その体調調節機構を明らかにすることが必要であるが、ヒトの体内における機能性の発現を確認することは大きな困難をともなう。したがって、現在認可されている特定保健用食品の多くは食物繊維やオリゴ糖のように消化管内で機能を発現する因子を主体としたものが大部分である。

食品中の顕在的体調調節因子（2）酵素・酵素阻害剤・タンパク質

ペルオキシダーゼ：乳・植物中に存在。過酸化水素分解作用。
消化酵素：動植物中に存在。消化促進作用。
アミラーゼ阻害剤：動植微生物中に存在。肥満防止効果（糖質消化阻害）。
リパーゼ阻害剤：動植微生物中に存在。肥満防止効果（脂質消化阻害）。
プロテアーゼ阻害剤：動植微生物中に存在。身体調節作用。シスタチンは初乳中に存在するシステインプロテアーゼ阻害剤で抗菌・抗ウイルス作用を持つ。トリプシン阻害剤は胃でのタンパク質消化を疎外するとともに内皮成長因子としてはたらく。
オリザシスタチン：分子量11,500。米中に存在。抗菌、抗ウイルス、システインプロテアーゼ阻害作用。
ラクトフェリン：乳中に存在。分子量75,000～80,000の鉄結合糖タンパク質。静菌・免疫調節作用。
トランスフェリン：血液中に存在。分子量80,000～90,000の鉄結合糖タンパク質。静菌効果。
コンアルブミン：オボトランスフェリン。卵白中に存在。分子量77,000～87,000の鉄結合糖タンパク質。静菌効果。
免疫グロブリン：初乳中に存在。抗体提供。
レクチン：植物、微生物中に存在。免疫活性化作用。

食品中の顕在的体調調節因子（3）糖質その他

βグルカン：植物中に存在。免疫活性化作用。
オリゴ糖：乳、植物中に存在。ビフィズス菌活性化作用。
ガングリオシド：人乳中に存在。抗エンテロトキシン活性。
茶ポリフェノール：茶成分。抗酸化・抗菌・抗ウイルス・制がん作用。
フラボノイド：植物中に存在。抗酸化・制がん・ホルモン作用。

食品中の潜在的体調調節因子

潜在的体調調節因子は乳タンパク質の酵素消化物中にはじめて見いだされ、鎮痛、腸管ぜん動促進、カルシウム吸収促進などの作用が報告された。現在では種々の食品タンパク質の分解により生成するペプチドがさまざまな生理活性

食品中の潜在的体調調節因子

分類	体調調節因子	備　　考
ペプチド類	オピオイドペプチド	乳タンパク質のカゼイン、α-ラクトアルブミン、γ-ラクトグロブリンなどから生成。鎮痛、インスリン分泌促進、腸管ぜん動抑制作用。
	オピオイドアンタゴニストペプチド	乳タンパク質のカゼイン・ラクトフェリンなどから生成。腸管ぜん動促進作用。
	ホスホペプチド	乳タンパク質のカゼインから生成。カルシウム吸収促進作用。
	ファゴサイトーシス促進ペプチド	乳タンパク質のカゼインから生成。免疫増強作用。
	血小板凝集阻害ペプチド	乳タンパク質のカゼインから生成。血小板凝集阻害作用。
	アンジオテンシン転換酵素阻害ペプチド	動植物タンパク質由来。血圧降下・繊維芽細胞増殖・尿素合成促進作用。
	血清コレステロール低減化ペプチド	大豆タンパク質由来。
	インシュリン様因子	血清アルブミン由来。
糖質	ビフィズス因子	乳タンパク質のカゼイン糖鎖由来。
脂質	リゾレシチン	動植微生物由来。
	リゾフォスファチジルセリン	動植微生物由来。肥満細胞活性化作用。
	短鎖脂肪酸	食物繊維・オリゴ糖の腸内細菌分解物。整腸作用。

を発現することが明らかにされている。

日本人の食生活では、カルシウム摂取の不足が問題となりやすいが、カルシウム吸収を促進するホスホペプチドがさまざまな食品に利用されている。また、アンジオテンシンⅠ転換酵素（ACE）活性を阻害するペプチドが種々の食品タンパク質の分解産物中に見いだされている。これらのペプチドは血圧低下効果を有することから、生活習慣病予防因子として注目されている。これらの生理活性ペプチドは食品タンパク質の分解により消化管内でも生成するが、工業生産が可能になっており、種々の食品に添加されている。

食物繊維の一部は消化管に生息する細菌により分解される。反芻動物の胃内に存在する細菌類はセルロースを分解して短鎖脂肪酸を与え、エネルギー源に利用している。ヒトの大腸内でも食物繊維の一部が分解され、短鎖脂肪酸が生成するが、ヒトの場合は消化管のぜん動促進などの生理活性が注目されている。

食品中の機能性因子

食品中には種々の体調調節因子が存在し、その機能が古くから漢方や伝承薬として利用されてきた。また、食品中の体調調節因子の一部は医薬として利用されてきた。食品成分の体調調節機能が三次機能として認知されて以来、種々の食品成分の体調調節機能が研究の対象とされてきた。食品中の機能性因子の分類は、厚生省が平成元年に機能性食品連絡会を発足させた際に設置された11の作業部会および分科会の分類に基づいている。配糖体、イソプレノイド、ビタミン類とアルコールおよびフェノール類を区別する根拠が明白でないが、現在でも大きな修正は必要としない分類となっている。

これらの体調調節因子のなかでは、食物繊維、オリゴ糖、糖アルコールは機能性の発現が消化管などの体外で発現することから、体調調節機構の解明が容易であり、特定保健用食品として多く認可され、市販されるに至っている。同様に、カルシウムの腸管吸収を促進するカゼインホスホペプチド（CPP)、腸内細菌叢を改善する乳酸菌類も特定保健用食品として認可を受けている。一方、生体内に吸収されて、体内で生理活性を発現する因子は体調調節機構の解明が困難であるため、特定保健用食品としての認可例は少ない。

食品中の機能性因子

分　類	備　　　考
食物繊維	免疫増強、制がん、抗高脂血症、抗糖尿病、抗肥満、整腸作用。小麦麩ファイバー、ペクチン、カラギーナン、アルギン酸、寒天、キチン、ポリデキストロース、キノコ培養物など。
オリゴ糖	抗肥満、抗う蝕、整腸作用。サイクロデキストリン、イソマルトオリゴ糖、キシロオリゴ糖、ガラクト（大豆）オリゴ糖、フラクトオリゴ糖、異性化乳糖、パラチノースなど。
糖アルコール	抗肥満、抗う蝕、整腸作用。マルチトール、還元パラチノース、還元水飴など。
多価不飽和脂肪酸	抗高脂血症、抗動脈硬化、高血圧予防、制がん、免疫調節作用。リノール酸、アラキドン酸、γ-リノレン酸、α-リノレン酸、EPA、DHAなど。
ペプチド類・タンパク質	抗高脂血症、血圧低下、ミネラル吸収促進作用。乳カゼイン分解物（OPP、CPP）、ラクトフェリン、植物ペプチド、グロブリン、グルタチオン、タウリン、アスパルテームなど。
配糖体、イソプレノイド、ビタミン類	抗酸化、抗高脂血症、制がん、免疫調節、血圧低下作用。フラボノイド、サポニン類、ポルフィリン、トリテルペノイド、カロチノイド、植物性ステロール、ステビア抽出物、トコフェロール、レチノール、スクアレン、アスコルビン酸など。
アルコールおよびフェノール類	抗酸化、抗脂血症、制がん、免疫調節、血圧低下、抗糖尿病作用。オクタコサノール、γ-オリザノール、カテキン、没食子酸など。
コリン（複合脂質）	抗酸化、抗高脂血症作用。レシチンなど。
乳酸菌類	整腸、抗高脂血症、免疫増強作用。乳酸菌、ビフィズス菌など。
ミネラル	ミネラル補給。牛骨・乳清・魚骨粉・風化造礁サンゴ粉カルシウム、マグネシウムなど。
その他	ガムベース、スコルジニン、アリイン、デセン酸など。

EPA：エイコサペンタエン酸、DHA：ドコサヘキサエン酸、OPP：オピオイドペプチド、CPP：カゼインホスホペプチド。

栄養強調表示と健康強調表示

Codexは食糧農業機構（FAO）と世界保健機構（WHO）が共同で設立した合同食品規格委員会である。この委員会が策定した食品規格が国際規格として世界貿易機構（WTO）加盟国に遵守が義務付けられている。1997年に「栄養表示ガイドライン」が採択され、栄養成分表示、栄養成分強調表示に加えて、栄養素機能表示が規格化された。また、1999年4月の食品表示規格部会で「健康強調表示に関する勧告の提案」が行われ、2000年5月に栄養素機能表示と健康強調表示を統合した制度に改められた。2001年５月にこれらの表示の規格化に関する議論が行われたが、具体的な進展は見られなかった。健康強調表示には、「高度機能強調表示」と「疾病のリスク低減表示」の２つがある。高度機能強調表示は、「食品、あるいはその食品成分が生理的機能、生物学的な活動に与える特定の有用な効果に関する表示であり、健康への貢献、機能の改善、調整、維持に関する表示である。また、これは栄養素機能表示とは異なるものである」と定義されている。疾病のリスク低減表示は、「疾病または健康状態が悪化するリスクを低減することに対して、食生活全体を踏まえて、食品あるいはその食品成分の摂取が及ぼす影響を記載する表示」とされている。

保健機能食品

保健機能食品には特定保健用食品と**栄養機能食品**が含まれており、医薬品および一般食品（「いわゆる健康食品」を含む）と区別されている。特定保健用食品は厚生労働省の個別審査を受けて保健機能の表示が許可されたものである。栄養機能食品は標準規格に合致した食品であり、個別審査を受けたものではない。特定保健用食品は1991年に制度化されたもので、2004年１月現在で400品目以上が許可されている。栄養機能食品は2001年に基準が定められ、体の健全な成長、発達、健康の維持に必要な栄養成分の補給、補完を目的とした食品である。

これらの保健機能食品では機能に関与する成分と使用目的の表示が必要であ

保健機能食品の分類と表示すべき事項

特定保健用食品（個別許可型）	栄養機能食品（規格標準型）
1. 保健機能食品（特定保健用食品）である旨。 2. 栄養成分の表示（保健機能に関与する成分を含む）。 3. 特定の保健用途の表示（表示許可された表示）。 4. １日当たりの摂取目安量。 5. 摂取方法。 6. １日当たりの栄養所要量に対する充足率（栄養所要量が定められているものに限る）。 7. 摂取をする上での注意事項。	1. 保健機能食品（栄養機能食品）である旨。 2. 栄養成分の表示（機能表示する成分を含む）。 3. 栄養機能表示。 4. １日当たりの摂取目安量。 5. 摂取方法。 6. １日当たりの栄養所要量に対する充足率。 7. 摂取をする上での注意事項。 8. 本品は、特定保健用食品と異なり、厚生労働省による個別審査を受けたものではない旨。

る。また、1日当たりの摂取目安量および充足率を表示する必要があるので、機能性因子についても1日当たりの摂取目安量の決定が必要である。このような摂取目安量が決定され、表示されることにより、過剰摂取による副作用発現の危険性が大きく低減することが期待される。

特定保健用食品の認定

特定保健用食品は健康増進法第26条に規定されている特別用途食品の中に位置付けられており、その機能性表示に厚生労働大臣の許可を必要とする。特定保健用食品の定義は、「食生活において特定の保健の目的で摂取する者に対し、その摂取により当該保健の目的が期待できる旨の表示を許可されたものをいう」とされている。

許可要件では機能性成分のはたらきが明確にされていることが重要である。どのような機能性因子をどのような目的で使用するのかを明示する必要がある。特定保健用食品は、副作用の危険性が低く、日常的に利用することが前提となるので、その安全性については十分配慮する必要がある。したがって、機能性因子の定量試験法を明らかにし、その適切な摂取量が定められていることが重要となる。安全性の確認は容易ではないが、古くから食用に供されているものは比較的安全な素材と考え、その活用が図られている。食経験の乏しい機能性

特定保健用食品の許可要件

1）食生活の改善が図られ、健康の維持増進に寄与することが期待できること。
2）食品又は関与する成分は、保健の用途が医学・栄養学的に根拠が明らかにされていること。
3）食品又は関与する成分の適切な摂取量が医学・栄養学的に設定できること。
4）食品又は関与する成分は、食経験からみて安全であること。
5）関与する成分の物理化学的正常及び試験方法、定性および定量試験法が明らかにされていること。
6）同種の食品が一般的に含有している栄養成分の組成が著しく損なわれていないこと。
7）日常的に食べられている食品であること。
8）錠剤型やカプセル型などでなく、通常の形態をした食品であること。
9）食品又は関与する成分は、専ら医薬品として使用されるものでないこと。

素材についてはより多くの安全性情報が必要となる。形態的にも通常の食品の形態をとどめている必要があり、錠剤化やカプセル化されたサプリメントは特定保健用食品ではない。

特定保健用食品の分類

現在認められている特定保健用食品は８つのグループに分類されている。その内容は、整腸、血圧低下、コレステロール低下、血糖上昇抑制、中性脂肪上昇抑制、ミネラル吸収促進、抗う蝕作用などであり、免疫調節、制がんなどの機能については許可例が少ない。機能性成分についても、食物繊維、オリゴ糖、糖アルコールがその大部分を占めており、ペプチド、抗酸化成分、機能性脂質が若干追加されている状況にある。認定済みの機能性因子の多くは体外環境である消化管内で作用するものであり、生理活性発現機構の解明が比較的容易で

現在認められている主な保健用途の表示内容と保健機能成分

表示内容	保健機能成分
お腹の調子を整える食品	オリゴ糖（キシロオリゴ糖、フラクトオリゴ糖、ガラクトオリゴ糖、ラクチュロースなど）、食物繊維（ポリデキストロース、難消化性デキストリン、グァーガム、サイリウム種皮食物繊維など）、乳酸菌（ビフィズス菌、乳酸菌など）。
血圧が高めの方の食品	血圧低下ペプチド（ラクトトリペプチド、カゼインドデカペプチド、サーディンペプチドなど）、杜仲葉配糖体。
コレステロールが高めの方の食品	大豆タンパク質、食物繊維（キトサン、低分子化アルギン酸ナトリウム、サイリウム種皮食物繊維など）、植物ステロールおよびエステル。
血糖値が気になる方の食品	難消化性デキストリン、小麦アルブミン、グァバ葉ポリフェノール、アラビノース。
ミネラルの吸収を助ける食品	クエン酸リンゴ酸カルシウム（CCM）、カゼインホスホペプチド（CPP）、ヘム鉄、フラクトオリゴ糖、ビタミンK_2、乳塩基性タンパク質（MBP）、イソフラボン。
食後の血中の中性脂肪値の上昇を抑える食品	ジアシルグリセロール。
体脂肪をつきにくくする食品	ジアシルグリセロール、テトラペプチド。
虫歯になりにくい食品	パラチノース、マルチトール、キシリトール、カゼインホスホペプチド-非結晶リン酸カルシウム（CPP-ACP）、リン酸-水素カルシウム、リン酸オリゴ糖カルシウム、フクロノリ抽出物（フノラン）。

あった。近年は、生体内に吸収されて活性を発現する因子の機能解明が進展し、特定保健用食品としての認可が可能となりつつある。

おなかの調子を整える食品

おなかの調子を整える食品は特定保健用食品の大多数を占めており、食物繊維、オリゴ糖、乳酸菌が代表的な機能成分である。これらの成分は**プロバイオティクス**と呼ばれ、腸内細菌叢の改善を通じて便通をよくする。便秘の症状を改善するという表示は医薬品の機能に相当するため、おなかの調子を整えるとの表示が採用されている。

不溶性食物繊維および消化されなかった水溶性食物繊維は大腸内容物を増加させて便意をもよおすとともに、その保水性により便を柔らかくするので、排便が促進される。また、水溶性食物繊維とオリゴ糖の一部は**ビフィズス菌**や**乳酸菌**により分解され、乳酸や短鎖脂肪酸が生成する。これらの酸の生成により腸内 pH が酸性に傾くと乳酸菌類の増殖が促進され、腐敗菌の増殖が抑制され、整腸作用が発現する。また、短鎖脂肪酸は腸のぜん動運動を促進して排便を促す。

ビフィズス菌

グラム陽性偏性嫌気性の桿菌。グルコースを発酵して酢酸1.5モル、乳酸１モルを与える。ヒトの消化管内に生息し、乳酸菌とともに大腸を酸性環境に保つ。それによって腐敗菌の増殖が抑えられ、腸内細菌叢（フローラ）を改善する（整腸効果）。ビフィズス菌の増殖を促進する因子をビフィズス因子という。イソマルゴオリゴ糖、ガラクトオリゴ糖、フラクトオリゴ糖、ラクチュロースなどがあり、発酵食品、飲料、菓子などの加工食品や調製粉乳、医薬品などに利用されている。

血圧が高めの方の食品

血圧を上昇させる機構の１つに**レニン-アンギオテンシン系**がある。アンギオテンシンⅠ変換酵素（ACE）はアンギオテンシンⅠをアンギオテンシンⅡに変えるが、後者は血圧を上昇させる。アンギオテンシンⅠとよく似たアミノ酸配列を有するペプチドがこの酵素の活性を阻害し、アンギオテンシンⅡの合成を抑えることにより血圧の上昇を抑制する。種々の動植物タンパク質の分解物中にACE阻害ペプチドが見いだされているが、これらのペプチドの阻害活性は医薬品よりかなり低いので、正常人の血圧を必要以上に低下させる可能性は低いものと考えられている。杜仲葉配糖体は副交感神経を刺激することにより血管を拡張して血圧を低下させると考えられている。

コレステロールが高めの方の食品

血清**コレステロール**を低下させる因子として、大豆タンパク質、食物繊維、植物ステロールなどが許可されている。これらの因子は、いずれもコレステロールの吸収抑制を通じて血清コレステロール低下効果を発現する。食物繊維や不溶性の大豆タンパク質は食品中のコレステロールあるいは脂質吸収のために分泌された胆汁酸と結合して吸収を阻害する。胆汁酸は肝臓でコレステロールから合成されるので、コレステロールおよび胆汁酸の吸収阻害は血清コレステロールレベルを顕著に低下させる。植物ステロールもコレステロールの吸収阻害を通じて血清コレステロールを低下させるが、その阻害機構については十分に明らかにされていない。

コレステロール性胆石患者などの血清コレステロールレベルが高い患者に対して食事コレステロールを減らす指導が行われていた。卵やイカなどのコレステロールを多く含む食品の摂取を制限したのであるが、近年では食事由来のコレステロールが減少すると肝臓のコレステロール合成が活発になり、かえって血清コレステロールレベルを上昇させることが明らかになっている。卵の主要なリン脂質であるレシチンはコレステロール低下作用を有しており、卵にはその他の有用成分が多数含まれている。高コレステロール患者でも１日１個の卵は健康維持に必要であろう。

血糖値が気になる方の食品

糖尿病は血中のグルコースを細胞内に取り込む効率が悪くなることにより発症する。血中グルコースレベル、すなわち**血糖値**が上昇すると膵臓から**インシュリン**が分泌され、インシュリンが細胞表面の受容体に結合すると細胞にグルコースが取り込まれ、血糖値が低下する。インシュリン分泌の不足やインシュリン受容体の発現量の低下が糖尿病の原因となる。

糖尿病の発症を抑える方法の１つに血糖値の上昇を抑制する方法がある。水溶性食物繊維の１種である難消化性デキストリンはグルコースの腸管吸収を阻害して、血糖値の上昇を遅らせることにより糖尿病の発症を抑制する。同様な効果がポリフェノール化合物にも見いだされ、グァバ葉ポリフェノールが機能性成分として許可されている。一方、小麦アルブミンは唾液や膵液中に分泌されるアミラーゼの活性を阻害することによりグルコースの生成を遅延させ、血糖値の上昇を抑制するとされている。

ミネラルの吸収を助ける食品

日本人の食生活において不足しやすいミネラルは**カルシウム**であり、女性ではさらに鉄の欠乏が懸念される程度である。したがって、特定保健用食品の開発目的の１つにカルシウムおよび鉄の吸収改善があげられている。カゼインホスホペプチド（CPP）は、最初に報告された潜在的機能性因子であり、カルシウムはそのリン酸基に結合して効率的に腸管から吸収される。同様に、ミネラルの吸収を促進する因子として、フラクトオリゴ糖が認可されている。また、ビタミンK_2は骨形成を促進し、大豆イソフラボンは骨分解を抑制することにより骨強度を保つと考えられており、乳塩基性タンパク質にも骨密度を高める効果が認められている。

カルシウムや**鉄**の吸収を改善するためには、その溶解性を上げる必要があるが、高い吸収性を有する素材としてクエン酸リンゴ酸カルシウムやヘム鉄が利用されている。カルシウムの摂取不足は骨や歯を弱くして、骨粗鬆症やくる病の原因となるだけでなく、血中カルシウム濃度の低下はさまざまな生体調節反応の異常をもたらすので、十分な摂取を心がける必要がある。鉄の摂取不足は貧血をもたらす。

食後の血中の中性脂肪値が上昇しにくく、体脂肪がつきにくい食品

血清中の**中性脂質**レベルの上昇は血液の粘度を上昇させ、循環器系疾患の発症頻度を上昇させる。したがって、血清中の中性脂肪レベルを150 mg ／ dl 以下に抑えることは、健康の維持に重要である。

食品中のトリアシルグリセロールはグリセリンに３個の脂肪酸が結合したものであるが、膵液中のリパーゼにより１位と３位の脂肪酸が優先的に分解され、

脂肪酸と２-モノアシルグリセロールの形で小腸から吸収される。小腸では、２-モノアシルグリセロールと遊離の脂肪酸からトリアシルグリセロールに再合成されて血中に放出される。1,3-ジアシルグリセロールは、リパーゼによる分解を受けても２-アシルグリセロールを与えないので、トリアシルグリセロールが合成されにくく、血清中の中性脂質レベルの上昇が起こりにくい。したがって、1,3-ジアシルグリセロール摂取では体脂肪がつきにくいという効果が現れるが、肥満の防止は医薬品表示に相当するため、特定保健用食品では肥満防止効果は表示されない。

虫歯になりにくい食品

虫歯は、ショ糖やグルコースを虫歯菌が分解して酸を生成し、歯のエナメル質が酸により溶かされて生じる。虫歯になりにくい食品では、虫歯菌が利用できない甘味料として糖アルコールが利用されている。現在利用されている糖アルコールには、パラチノース、マルチトール、キシリトールなどがあるが、これらの低カロリー甘味料は虫歯菌の増殖を支持するショ糖の代替品にすぎず、積極的に虫歯菌の増殖を抑制するものではない。

虫歯菌の増殖を抑制する因子としては茶ポリフェノールが認可を受けている。また、カゼインホスホペプチド-非結晶リン酸カルシウム（CPP-ACP)、リン酸-水素カルシウム、リン酸オリゴ糖カルシウム、フクロノリ抽出物などが歯の石灰化を促進して歯を丈夫にする因子として認可を受けている。

虫歯の予防

> 虫歯は歯の表面に付着した歯垢に虫歯菌が生息しており、そこに糖分を含む食物が入ってくると糖質が酸に変えられ、歯のエナメル質を溶解することによって起こる。歯垢の３分の２は微生物で、残りは唾液、食物残渣、微生物の代謝産物などである。歯垢は歯磨きにより落とすことができるが、歯と歯の間、歯肉との境界部、臼歯の溝などが清掃が行き届かず虫歯になりやすい。年齢が進むと歯肉が後退して歯と歯の間に食物がたまりやすくなるので、歯間ブラシの使用が必要になる。歯垢はうがいでは落ちず毎日蓄積するものなので、毎日の丁寧な歯磨きが最もよい虫歯予防法である。砂糖を摂取する総量より摂取回数が多い場合に虫歯になりやすいので、頻繁な間食は控えるべきである。しかし、毎日の歯磨きで歯垢を残さないことの方が重要である。

特別用途食品

特別用途食品は、食品に本来含まれる栄養成分を増減して、乳児、幼児、妊産婦、病者などの健康上特別の配慮が必要な人の発育、健康の保持・増進、疾病の快復に供されることを目的とした食品である。

病者用食品には許可標準型と個別評価型があり、前者には病者用単一食品と病者用組合せ食品がある。また、総括的許可基準として、病者用単一食品では低ナトリウム食品が最も品目数が多く、低カロリー食品、アレルゲン除去食品がそれに続いている。

病者用組合せ食品で実際に許可されている食品のほとんどは糖尿病食調製用組合せ食品であり、減塩食あるいは肝臓病食調製用組合せ食品は平成15年３月31日現在では許可食品がない。

個別評価型の病者用食品は、食事療法上の効果が認められた個々の食品について総合的に判断されることになっており、学識経験者による評価検討会で審査される。平成15年３月31日現在で４件が許可されている。その他、乳児用、妊産婦用、高齢者用食品を合わせて440件が許可されているが、同時期の特定保健用食品の認可件数は339件であった。平成16年３月１日現在では、特定保健用食品の許可品目数は412件に増加している。

特別用途食品の分類（平成15年３月31日現在表示許可品目数）

A）**病者用食品（許可標準型）**

１）**病者用単一食品**：低ナトリウム食品（114)、低カロリー食品（33)、低たんぱく質食品（10)、低（無）たんぱく質高カロリー食品（1)、高たんぱく質食品（8)、アレルゲン除去食品（26)、無乳糖食品（2)。

２）**病者用組合せ食品**：減塩食調製用組合せ食品（0)、糖尿病食調製用組合せ食品(204)、肝臓病食調製用組合せ食品(0)、成人肥満症食調製用組合せ食品(3)。

B）**病者用食品（個別評価型）**(4)。

C）**乳児用食品**：乳児用調製粉乳（9)。

D）**妊産婦用食品**：妊産婦、授乳婦用粉乳（4)。

E）**高齢者用食品**：咀嚼困難者用食品（13)、咀嚼・えん下困難者用食品（9)。

F）**特定保健用食品**：(339)

病者用単一食品の基本的評価基準と総括的許可基準

基本的評価基準

1）栄養組成を加減、特殊な加工、複数の食品を組合せたものであること
2）医学的、栄養学的見地からみて特別の栄養的配慮を必要とする病者に適当な食品であること
3）特別の用途を示す表示が、病者用の食品としてふさわしいものであること
4）適正な試験方法によって成分または特性が確認されるものであること

総括的許可基準

1）指示された使用方法を遵守したときに効果的であり、その使用方法が簡明であること
2）品質が通常の食品に劣らないものであること
3）利用対象者が相当程度に広範囲のものであるか、病者にとって特に必要であること

病者用組合せ食品の許可基準

1）複数の食品を組合せたもの
2）１日または１回分を単位として組合せたものを１包装とする
3）高血圧、全身性浮腫疾患（腎臓疾患、心臓疾患など）などのナトリウムの摂取制限を必要とする疾患に適する旨表示する
4）糖尿病食を調製するのに適する旨表示する
5）肝炎および肝硬変に適する旨表示する

「いわゆる健康食品」

機能性食品類似の食品として「いわゆる健康食品」がある。健康食品は、通常の食品と同様に食品衛生法に基づく規制を受けるのみであり、健康食品や栄養補助食品などの記載はできない。「いわゆる健康食品」のなかには安全性や効能が十分に確認されていないものも市販されており、副作用や危険物質の検出などが話題になることがあるので、その利用にあたっては注意が必要である。このような弊害をなくすため、健康食品に関する正しい知識の普及を目的として（財）日本健康食品協会が1985年に設立され、健康食品の製造販売に関する自主規格の制定が行われた。同協会は、1992年に（社）日本栄養食品協会と統合して（財）日本健康・栄養食品協会となったが、ひき続いて健康補助食品の規格基準の設定およびJHFA（Japan Health Food Authorization）マーク表示認定

制度の運営を行っている。

ここに示した51種類の品目ごとに製品規格、安全·衛生基準、1日の摂取目安量が定められており、規格に合致する製品にJHFAマークの利用を許可している。ここには、特定保健用食品としての認可には至っていないが、体調調節機能を有することが期待されている種々の食品素材があげられている。これらの食材中に存在する機能性因子が決定され、作用機構が明らかになれば特定保健用食品としての認可が可能になる。

健康補助食品の分類

分　類	食　　品
タンパク質類	タンパク食品、タンパク質酵素分解物食品、カキ抽出物食品、鯉抽出物食品、しじみ抽出物食品、緑イ貝食品、スッポン粉末食品。
脂質類	EPA含有精製魚油製品およびDHA含有精製魚油製品、γーリノレン酸含有製品、月見草油、スッポンオイル食品、大豆レシチン食品。
糖類	グルコサミン食品、オリゴ糖類食品、食物繊維食品、キトサン食品、ムコ多糖・タンパク食品。
ビタミン類	米胚芽油、小麦胚芽油、大麦胚芽油、はと麦胚芽油、ビタミンE含有植物油、ビタミンC含有食品、βカロチン含有食品。
ミネラル類	カルシウム食品。
発酵微生物類	乳酸菌（生菌）利用食品、酵母食品、植物発酵食品、植物エキス発酵飲料。
キノコ類	シイタケ食品、マンネンタケ（霊芝）食品。
藻類	クロレラ、スピルリナ。
ハーブなど植物成分など	オタネニンジン根食品、エゾウコギ食品、梅エキス食品、プルーンエキス食品、キダチアロエ食品、アロエベラ食品、麦類若葉食品、まこも食品、アルファルファ食品、胚芽食品、緑茶食品、ギムネマシルベスタ食品、ガルシニアエキス食品、大豆サポニン食品、大豆イソフラボン食品、にんにく食品
その他	花粉食品、プロポリス食品

EPA：エイコサペンタエン酸（イコサヘキサエン酸）、DHA：ドコサヘキサエン酸。

第3章　糖質のはたらき

糖質の分類

糖質は**炭水化物**とも呼ばれる炭素と水が結合した化合物である、分子内に少なくとも1個のカルボニル基と2個以上の水酸基を持つ化合物とその縮合体である。一般式は$Cm(H_2O)n$であるが、デオキシリボース（$C_5H_{10}O_4$）、ラムノース（$C_6H_{12}O_5$）などの例外がある。糖ではないが上の一般式と合致するものには酢酸（$C_2H_4O_2$）、乳酸（$C_3H_6O_3$）などがある。アルドン酸、ウロン酸、デオキシ糖のように従来の組成式とは異なるものや、アミノ糖やムコ多糖のように窒素やイオウを含むものも糖質に分類される。アルドン酸の1種であるグルコン酸は、グルコースが酸化されたもので、酸味料やpH調整剤として利用される。また、金属イオンと結合して可溶性の塩を作るので、カルシウムやマグネシウムの生体内への導入にも利用される。

糖質は構造の単位である**単糖類**とそれが2から10個結合した**少糖類（オリゴ糖）**と10個以上結合した**多糖類**に分類される。単糖類はそれに含まれる炭素の数から**三炭糖**（トリオース）、**四炭糖**（テトラオース）、**五炭糖**（ペントース）、

単糖類の構造による分類

アルドース：アルデヒド基を持つ単糖類（グルコースなど）。

ケトース：ケト基を持つ単糖類（フラクトースなど）。

糖アルコール：カルボニル基が還元されて炭素がすべてアルコール性水酸基になったもの（マンニトールなど）。虫歯菌が利用できないので抗う蝕作用がある。

アルドン酸：アルデヒド基が酸化されてカルボキシル基になったもの（グルコン酸など）。

ウロン酸：アルデヒド基と反対側のアルコール性水酸基が酸化されてカルボキシル基になったもの。その1つであるグルクロン酸は解毒反応に重要。

糖酸：アルデヒド基と末端の水酸基の両方が酸化されてカルボキシル基になったもの。

アミノ糖：水酸基の1つがアミノ基に変わったもの。その1つであるグルコサミンは食物繊維キチンの構成成分。

六炭糖（ヘキソース）、**七炭糖**（ヘプトース）などに分類される。オリゴ糖は結合した単糖類の数から**二糖類**、三糖類、四糖類などに分類される。オリゴ糖には消化性のものと難消化性のものがあるが、オリゴ糖という用語は難消化性少糖類に限定して用いられることが多い。

構成糖の数による分類

単糖類：糖質の構成単位。炭素の数により三炭糖、四炭糖、五炭糖、六炭糖、七炭糖などに分類。
少糖類：単糖類が２個から10個結合したもの。オリゴ糖とも呼ばれる。構成糖の数により二糖類、三糖類、四糖類と呼ばれ、約500種が報告。抗う蝕性、ビフィズス菌増殖促進活性、難消化性食物繊維としての作用など。
多糖類：単糖またはその誘導体が10個以上結合したもの。動植微生物に広く分布。セルロース、ヘミセルロース、ペクチン、キチン、コンドロイチン硫酸などの難消化性の多糖類は主として細胞の支持物質としてはたらく。デンプン、グリコーゲン、イヌリンなどの消化性多糖類はエネルギー貯蔵物質としてはたらく。粘質多糖のように保護、潤滑、イオン固定、凍結防止などの機能を持つものもある。加水分解により糖質のみを与えるものを単純多糖、糖質以外の成分を含むものを複合多糖という。１種の単糖よりなるものを単純多糖もしくはホモ多糖、２種以上の単糖よりなるものをヘテロ多糖という。マンノースのみからなる多糖をマンナンという。酸性糖を含む酸性多糖、中性の単糖よりなる中性多糖がある。多糖の重合度（DP）は構成糖残基数で示される。

糖質の構造

炭素は４本の結合可能な手を有しており、４本の手が異なる官能基と結合している場合、光を回転する活性（**旋光性**）が生じる。この炭素を**不斉炭素**と呼び、不斉炭素を有する化合物を**光学異性体**と呼ぶ。光を右回りに回転させるものがD-型、左回りに回転させるものがL-型である。D-型とL-型は右手と左手の関係に似ているので対掌体と呼ばれる。天然に存在する糖は通常D-型であるが、タンパク質の構成成分であるアミノ酸は主としてL-型である。

単糖類には末端の炭素がカルボニル基である**アルドース**と２番目の炭素がカルボニル基である**ケトース**が存在する。アルドースおよびケトースのカルボニル基は他のOH基と反応してヘミアセタールやアセタールを形成して環状構造を取る。この環状構造の形成により新たに不斉炭素が出現し、旋光度の異なる光学異性体（α型およびβ型）が得られる。５個の原子からなる五員環を持つ糖を**フラノース**、6個の原子からなる六員環を持つ糖を**ピラノース**と呼ぶ。結晶グルコース（α-D-グルコース）を水に溶解すると、一部がβ-D-グルコースに変化してα：βが37：63の平衡状態になり、**比旋光度**が＋110から＋52.5に減少する。この現象を**変旋光**という。

糖の結合に関わる**グリコシド結合**にはαとβの２種類がある。また、結合に関与する炭素の位置により１→２、１→３、１→４、１→６などの結合が区別されている。これらの結合の違いは酵素により認識され、消化酵素により切断できる結合と切断できない結合が存在する。したがって、オリゴ糖や多糖類の結合方式により消化性の糖質と難消化性の糖質が決定される。

光学異性体と旋光度

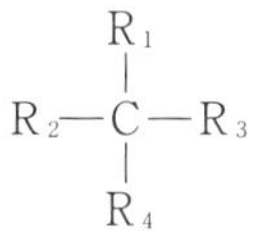

$R_1 \neq R_2 \neq R_3 \neq R_4$のとき中心の炭素を不斉炭素という。

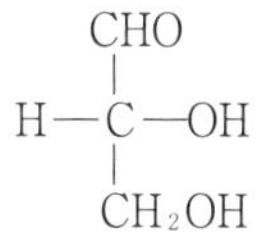

D-グリセルアルデヒドの構造

旋光性は直線偏光が物質を通過する時、偏光の振動面が右または左に回転する性質をいう。右旋性を（＋）、左旋性を（－）で示し、右旋性物質をD-型、左旋性をL-型という。旋光度は物質の濃度、溶液の厚さ、測定温度、光の波長で異なるので、物質固有の性質を比較するため比旋光度[α]Dを用いる。比旋光度の決定には波長589.3 nmのナトリウムD線を用い、溶液の厚さ l dm、物質の濃度 c g／100 ml、旋光度 d のとき、[α]D=100 d／lc で算出される。

糖質の消化と吸収

糖質は緑色植物の光合成により合成され、植物体乾重量の50～80％を占める。糖質にはヒトの消化酵素により分解される消化性のものと、分解されにくい難消化性のものがある。消化性の糖質は生物のエネルギー源やその貯蔵体として生命活動の維持に必須である。また、糖質の重合体は生物体を構成する重要な要素となっており、タンパク質や脂質と複合体を形成して生体内で重要な機能を果たしている。糖が生理活性物質と結合したものを**配糖体**と呼ぶが、それによって生理活性や毒性が変化するので、糖は生理活性調節因子としても重要である。一方、生体内に吸収されない難消化性の糖質は低カロリー甘味料や**食物**

繊維として重要な役割を果たしている。

代表的な消化性の多糖類にはデンプンがあり、二糖類にはショ糖や乳糖がある。デンプンはまず唾液中のα-アミラーゼにより分解される。さらに、膵液中のβ-アミラーゼにより分解され、主としてマルトースが生じる。マルトースなどの二糖類は小腸粘膜細胞の細胞膜状に存在する二糖分解酵素により単糖に分解されて吸収される。吸収された単糖は血液に入り、門脈を経由して肝臓に運ばれ代謝される。

難消化性の糖質は大腸において**腸内細菌**により一部分解され、酢酸、プロピオン酸、酪酸などの**短鎖脂肪酸**が生じる。短鎖脂肪酸は腸内環境を酸性に傾けることにより、ビフィズス菌や乳酸菌の増殖を促進し、腐敗細菌の増殖を抑制する。それによってアミノ酸や脂質成分由来の発がん物質の生成が抑制され、がんの発生が抑制される。また、短鎖脂肪酸は腸のぜん動運動を促進するので、便の腸内滞留時間を短縮して便秘予防効果を発現する。

グルコースの代謝

グルコースは全ての細胞でエネルギー源として利用される。まず、**解糖系**で嫌気的に分解され、1分子のグルコースが2分子のピルビン酸になる。この過程で6もしくは8個のアデノシン3リン酸（ATP）が生じる。ピルビン酸はアセチルコエンザイムA（アセチルCoA）を経て**トリカルボン酸回路**（**TCA回路**、クエン酸回路ともいう）に入り、好気に分解される。TCA回路が1回転すると15個のATPが生じるので、1個のグルコースから30個のATPが生産されることになる。解糖系と合わせると1個のグルコースから36もしくは38個のATPが作られ、種々の生体反応に利用されることになる。

しかしながら、TCA回路の役割はエネルギーの生産のみにあるのではない。TCA回路の中間体から種々の**非必須アミノ酸**や**核酸塩基**が合成され、食事からの補給を不要にしている。ビタミンB_1とB_2はピルビン酸からアセチルCoAが生成する反応とα-ケトグルタール酸からスクシニルCoAが生成する反応で補酵素としてはたらくので、これらのビタミンが不足すると物質代謝が正常に進行しない。グルコースの脂肪酸への変換にはビタミンB群を必要としないので、デンプン質やショ糖を中心とした間食は脂肪の蓄積、すなわち肥満の原因となる。菓子などの間食も栄養バランスを考えなければならない理由がここにある。また、サプリメントでビタミンＢ群を補給する場合、作用の対象である糖質が存在しない状況でビタミンのみを摂取しても無意味である。脂溶性ビタミンと異なり水溶性のビタミンＢ群は速やかに排泄されるので、食事と一緒に摂るべきである。

解糖系

グルコース
　↓ヘキソキナーゼ（ATPを１個消費）
グルコース-６-リン酸
　↓グルコース-６-リン酸イソメラーゼ
フルクトース-６-リン酸
　↓ホスホフルクトキナーゼ（ATPを１個消費）
フルクトース-1，６-ビスリン酸
　↓アルドラーゼ
グリセルアルデヒド-３-リン酸＋ジヒドロキシアセトンリン酸*
　↓グリセルアルデヒド-３-リン酸デヒドロゲナーゼ
1，３-ビスホスホグリセリン酸
　↓ホスホグリセリン酸キナーゼ（ATPを１個生成）
３-ホスホグリセリン酸
　↓ホスホグリセリン酸ムターゼ
２-ホスホグリセリン酸
　↓エノラーゼ
ホスホエノールピルビン酸
　↓ピルビン酸キナーゼ（ATPを１個生成）
ピルビン酸**⇔アラニン、システイン、グリシン、セリン、スレオニン
　↓ピルビン酸デヒドロゲナーゼ複合体
アセチルCoA⇔脂肪酸、イソロイシン、ロイシン、リシン、フェニルアラニン、
　　　　　　トリプトファン、チロシン

* ジヒドロキシアセトンリン酸はトリオースホスフェートイソメラーゼでグリセルアルデヒド-３-リン酸に変換される。
**ピルビン酸は乳酸デヒドロゲナーゼにより乳酸に変換される。

TCA 回路

オキサロ酢酸＋アセチルCoA
↓クエン酸シンターゼ
クエン酸
↓アコニターゼ
cis-アコニチン酸
↓アコニターゼデヒドロゲナーゼ
イソクエン酸
↓イソクエン酸
α-ケトグルタール酸⇔アルギニン、グルタミン酸、グルタミン、ヒスチジン、プロリン
↓α-ケトグルタール酸デヒドロゲナーゼ複合体
スクシニル-CoA
↓スクシニル-CoAリガーゼ
コハク酸⇔イソロイシン、メチオニン、バリン
↓コハク酸デヒドロゲナーゼ
フマール酸⇔フェニルアラニン、チロシン
↓フマラーゼ
リンゴ酸
↓リンゴ酸デヒドロゲナーゼ
オキサロ酢酸⇔アスパラギン酸、アスパラギン

単糖の反応

単糖類の化学的性質は反応性に富むケトあるいはアルデヒド基とアルコール性水酸基の反応性に基づく。グリコシドOH基は他のOH基より反応性に富むので、**アグリコン**のOH、NHあるいはSH基とエーテル結合（**グリコシド結合**）して**配糖体**を形成する。

食品化学的には**アミノカルボニル反応**が重要である。糖のカルボニル基がアミノ酸などのアミノ基と反応して褐色物質を形成する反応（**褐変**）で、クッキーやパンの焼き色を与えるとともに、香り物質が生じる。しかし、反応が進み過ぎると品質の低下をもたらす。糖アルコールのようにカルボニル基を持たない糖質はアミノカルボニル反応を起こさないので褐変反応の速度調節に有効である。

単糖の反応

酸との反応：強酸と加熱すると脱水反応によりフルフラールが生成。希酸とは反応しない。フルフラールは種々のフェノールと反応して呈色物質を生じるので糖の定性や定量に利用。フルフラールはグルコースの熱処理により継時的に生成するので、食品の加工・貯蔵中の品質劣化指標の１つとなっている。強い芳香を有し、着香料として利用。

アルカリ中での反応：弱アルカリ中で異性化が起こり、グルコースがフラクトースとマンノースに変化する。その中間体としてエンジオール化合物が生成する。エンジオール化合物はDNA切断能や制がん作用を示す。強アルカリ中では空気中の酸素により酸化分解される。

酸化：アルドースはアルカリ性臭素水のような弱い酸化剤によりアルドン酸に酸化される。熱硝酸のような強い酸化剤では第１級アルコールも酸化されて糖酸となる。アルデヒド基を保護して酸化するとウロン酸が生じる。ケトースは弱い酸化剤に対しては安定で、強い酸化剤ではケトン基の隣で分解される。ケトン基を保護して酸化すると２種類のアルドン酸になる（フルクトースから２-ケトグルコン酸と５-ケトグルコン酸の生成）。

還元：$NaBH_4$あるいはナトリウムアマルガムにより、アルデヒド基は第１級アルコールに、ケトン基は第２級アルコールに還元。ケトースから２種類の糖アルコールが生成。

カルボニル化合物の反応：糖のカルボニル基はフェニルヒドラジンと反応してヒドラゾン、オサゾン、オソンを生成する。この反応は単糖類の同定に用いられた。アルドースはヒドロキシルアミンと反応してオキシムを生成する。Wohl の反応では、さらにアセチル化を行ってアルドン酸ニトリルとし、アンモニア性銀で脱HCNを行って炭素数の１個少ないアルドースを得る。また,アルドースにHCNを作用させるとシアンヒドリンが生じる。Killiani の反応では、さらにアルドン酸に酸化した後還元することにより炭素数の１個多いアルドースを得る。これらの反応は糖の構造決定に利用された。

アルコールの反応：アルコール性水酸基はアルコールと反応してエーテル、酸と反応してエステルを生成する。糖リン酸エステルは糖代謝の中間体として重要。

五炭糖（ペントース）

ペントースは主として**核酸**の成分として存在し、遊離の形では極めて少ない。アラビノースおよびキシロースはいずれも難消化性であるので、**低カロリー甘味料**として用いられる。リボースはRNAの、デオキシリボースはDNAの構成糖として重要である。核酸関連物質は重要なうま味成分であり、5'-イノシン酸がカツオブシから、5'-グアニル酸が干しシイタケから分離されている。核酸関連物質がうま味を呈する要件は、モノヌクレチオドであること、6位にOH基を有するプリン塩基を持つこと、リボースの5位がリン酸化されていることである。これらのヌクレオチドとグルタミン酸は互いにうま味を強める(**相乗効果**)。

主なペントースの性質

アラビノース:果汁、ゴム質のヘミセルロース成分。ペクチン質と共存することが多く、ペクチン糖とも呼ばれる。マツ、スギの心材中に結合および遊離状態で存在。酵母非発酵性で、動物腸管壁からほとんど吸収されない。低エネルギー甘味料として利用。

キシロース:木糖。難消化性、非発酵性、非う蝕性の甘味料(甘味度40)。使用基準はないが、ソルビトールと同じく食品添加物に指定。特有の香りを持つので、矯臭効果が高く着色性が強い。六炭糖よりアミノカルボニル反応を起こしやすいので、メラノイジン生成を通じて抗酸化性が発現し、食品の保存性の向上や色や香りの改善に寄与する。木材、ワラなどの木質化した細胞のヘミセルロースに含まれ、多糖類キシランの構成成分である。パルプ廃液中のキシロースの酵母の増殖への利用、トウモロコシ穂軸などの未利用資源のタンパク質生産への利用の試みがある。

リボース:RNAの主成分。N-β-グリコシド結合でプリンやピリミジン塩基と結合。

デオキシリボース:DNAの主成分。N-β-グリコシド結合でプリンやピリミジン塩基と結合。リボースから酸素が取れたもの。RNAに比べてDNAは安定性が高い。

六炭糖(ヘキソース)

グルコースは生物の重要なエネルギー源で、解糖系およびTCAサイクルを経て二酸化炭素と水に分解されるとともに、エタノール、有機酸、アミノ酸などに変換される。血糖値は通常70～100 mg/100 ml であり、血糖値がこれを超えると糖尿病となる。グルコースの甘味度はショ糖を100とすると75程度であるが、ショ糖や果糖と混合すると甘味が増強される。これを相乗効果という。癖のない甘味で、原料の味を生かすので果実加工などの甘味料として利用される。また、グルコースが水に溶ける際吸熱(−25.2 kcal/kg)するので強い清涼感がある。グルコースをタンパク質やアミノ酸とともに加熱するとアミノカルボニル反応によりカラメルなどの着色物質が生成する。適度な着色は製菓、製パンでは製品に好ましい外観を与え、カラメル臭は製品の香気成分として重要である。

フラクトースは天然の糖類のなかでは最も甘味が強く（ショ糖の1.3倍）甘味剤として重要である。温度が低いほど甘味が強く、上品な甘さを有する。水溶性が最も高く、吸湿性が強く保湿効果も優れるので、湿潤剤として利用されている。

主なヘキソースの性質

グルコース：ブドウ糖。遊離または結合形として天然に最も広く分布。遊離の状態では果実、特にブドウやイチジクに多い。ショ糖や乳糖などのオリゴ糖、デンプンやグリコーゲンなどの多糖類の構成成分として存在。

フラクトース：果糖。グルコースと同様に広く分布。遊離の形ではグルコースやショ糖と共存することが多い。ショ糖、ラフィノース、メリビオース、イヌリンなどの成分としても存在。結合型はフラノースで、遊離型はフラノースとピラノースが共存。旋光度が（-）であるので、レブロースとも呼ばれる。固定化酵素グルコースイソメラーゼを用いたバイオリアクターによるグルコースから変換して製造。

ガラクトース：遊離の形では存在せず、乳糖、ラフィノース、ヘミセルロースなどの成分として存在。神経組織に含まれるセレブロシドやガングリオシドなどのオリゴ糖の重要な構成成分。寒天の主成分ガラクタンやアマ種子の粘質物中にL-型が存在。

マンノース：オレンジ果皮、発芽種子、糖蜜などにまれに遊離状態で存在。大部分は酵母の細胞壁やコンニャクマンナンの成分として存在。糖タンパク質の構成糖として重要。

その他の単糖類

ヘプトースは７個の炭素原子を有する七炭糖である。ヘプトースでは、D-マンノヘプチュロースが遊離の状態でワニナシ（アボカド）中に存在する。動物に注射すると膵臓からインシュリンの分泌が抑えられ、一時的に糖尿病の症状を呈する。セドヘプチュロースは植物の光合成中間体および動植物のグルコース中間体としてリン酸塩が重要である。

メチルペントースでは、L-ラムノース、6-デオキシ-L-マンノース、L-マンオメチロースなどが重要。L-ラムノースは植物色素であるアントシアニン、柑橘類に含まれるナリンギンやヘスペリジン、ルチンなどの配糖体の成分として存在する。また、植物ガム、粘質物、緑藻の多糖類の構成成分でもある。L－フコース、6-デオキシ-L-ガラクトース、L-ガラクトメチロースは褐藻の細胞壁の多糖成分であり、動物のムコタンパク質や糖タンパク質にも含まれる

その他の生物学的に重要な糖質に**ウロン酸**がある。D-グルクロン酸、D-ガラクツロン酸、D-マンヌロン酸は、配糖体、ポリウロニド、多糖類、ムコ多糖などの構成成分として重要である。**グルクロン酸**はグルクロン酸抱合により薬物の無毒化にはたらく。**アスコルビン酸**はほとんどの哺乳類ではD-グルクロン酸から合成可能であるが、霊長類やモルモットでは合成できず，ビタミンCとして必須の食品成分となっている。また、D-グルコサミンやD-ガラクトサミンなどの**アミノ糖**も自然界に広く分布し、D-グルコサミンがアセチル化された*N*-アセチルグルコサミンは昆虫や甲殻類の外骨格を形成するキチンの成分である。*N*-アセチルガラクトサミンは糖脂質やコンドロイチン硫酸の成分として重要である。

二糖類

ショ糖を酸加水分解すると酸加水分解によりD-グルコースとD-フラクトースを与え、その際比旋光度が+61から－20に変化する。これをショ糖の**転化**といい、生成物を転化糖という。ショ糖は重要な甘味剤であるが、摂りすぎると肥満、う蝕促進などの作用が発現する。そこで、種々の低カロリー甘味料が開発されている。**パラチノース**はその1つでショ糖を酵素変換して難消化性にしたものである。パラチノースを還元して得られる糖アルコールである還元パラチノースも代替甘味料として利用されている。

マルトースは水分子に対する親和性が強く、細菌類が利用可能な自由水を減少させ、静菌効果を発現する。甘味度は30～40程度で、その味質は丸みがあり、さっぱりしている。そこで、過度の甘味を抑えながら、アスパルテームのような高い甘味度を有する甘味料（ショ糖の約200倍）にボディを付与するために用いられる。食品には、色の保持、味香の増強、防カビ、日持ち延長（軟らかさの保持)、淡白な甘味を与えるなどの目的で利用される。

ラクトースは小腸内でβ-ガラクトシダーゼによりガラクトースとグルコースに分解されて吸収される。成人ではこの酵素活性が低下し、活性の低い人で

は牛乳の飲用により腹痛、下痢、嘔吐などの症状を起こす（**乳糖不耐症**）。そこで、固定化β-ガラクトシダーゼを充填したバイオリアクターを用いて低乳糖乳の生産が行われている。

主な二糖類の性質

ショ糖：果実、花、種子など植物界に広く存在。サトウキビ、サトウダイコン、カエデに多い。サッカロースとも呼ばれ、甘味剤として重要。ショ糖は２つの糖の還元基同士で結合しているので還元性を示さない。小腸内でグルコースとフラクトースに分解されて吸収。甘味度や味質の点で甘味剤として優れるが、過度の摂取は肥満、糖尿病、コレステロールおよび中性脂質の増加、う蝕促進などをもたらす。

パラチノース：ショ糖を *Protaminobacter rubrum* 由来のα-グルコシルトランスフェラーゼで処理してグルコースとフラクトースのα-1,2結合を切断し、α-1,6結合で再結合したもの。イソマルチュロースまたは異性化ショ糖とも呼ばれる。甘味度は40前後で、ショ糖とよく似た良質の甘味を有する。低う蝕性で、ショ糖代替甘味料としてガムやキャンディなどの菓子類に広く利用。工業的には固定化酵素を用いたバイオリアクターによりショ糖から連続生産される。

マルトース：麦芽糖。植物の葉や発芽種子、とくに麦芽中に多く存在。グルコースがα-1,4結合で結合したもので還元性を有する。デンプンやグリコーゲンのアミラーゼ分解物中に存在。小腸内のマルターゼにより分解され、グルコースとして吸収。

ラクトース：乳糖哺乳動物の乳汁中にのみ存在（牛乳：～５％、人乳：５～７％）。カルシウムの腸管吸収を促進する。甘味度は15～20で還元性を有し、水溶性が低いので析出しやすい。工業的にはバター、チーズ、カゼインなどの製造における副産物として得られる。医薬品の散剤や錠剤の賦形剤として利用。

トレハロース：グルコースがα-1,1結合した非還元性の二糖類で自然界に広く存在。カビ、酵母、キノコなどに多い。生育環境が悪化すると微生物や植物体内に蓄積され、臓器保存や乾燥生体組織の復元に効果があり、生命の維持に重要な役割を演じる。ショ糖より pH や熱に対する安定性が高く着色しにくい性質を持つ。甘味度は45前後で上品な甘味を有する。デンプンの老化防止や生クリームの保形性向上などに利用。タンパク質変性防止やテクスチャー保持にも有効なので、乾燥食品や冷凍食品にも利用。*Rhizobuium* や *Arthrobacter* などの細菌由来の酵素を用いてデンプンから工業的に生産。

乳糖不耐症

> 乳児はラクターゼを十分に発現しているが、離乳後は急速に発現が低下し、成人のラクターゼ発現量に大きな個人差が生じる。ラクターゼの発現量が低い人はラクトースの摂取により腹部不快感や下痢を起こす。白人では一般に不耐症が少なく、アジア地域で多い。乳糖不耐症患者向けに乳糖をあらかじめ加水分解した低乳糖乳が製造販売されている。

糖アルコール

糖アルコールは単糖類の代謝産物として広く見いだされる多価アルコールであり、単糖類の還元により工業的に生産することができる。アルデヒドやケト基を持たないので、アミノカルボニル反応を行うことができず、加熱しても褐変しない糖素材として利用されている。オリゴ糖と同様にヒトおよび虫歯菌が利用できないので、抗う蝕性の低カロリー甘味料として用いられている。オリゴ糖と同様に消化性および吸収性が低いので過剰摂取に注意する。

エリスリトールは天然および発酵食品に存在する四炭糖アルコールである。キノコ類、果実、ワイン、清酒、醤油などに含まれる。グルコースの酵母発酵により生産される。ショ糖の75～80%の甘味を持つ低カロリー甘味料で、非う蝕性である。溶解時の吸熱作用が糖類および糖アルコールのなかで最も強い。

還元パラチノースはパラチノースに水素添加して得られる二糖類アルコールである。

キシリトールはキシロースを還元して得られる低カロリー甘味料である。甘味度はショ糖と同程度で、口中で冷涼感がある。非う蝕性で、代謝にインシュリンを必要としないので糖尿病患者向けの甘味料としても有効である。

ソルビトールは遊離の状態でリンゴ、ナシ、モモの果実など多くの植物中に存在し、湿潤剤として利用される。鉄、銅などの金属イオンとキレートを形成し、脂質の酸化を抑制する。甘味度60～70の丸みのある甘味を有し、食品にコクを与える。溶解時に吸熱して口中に清涼感を与える。タンパク質変性を抑制し、酵素およびビタミンを安定化する作用もある。工業的にはグルコースの還元により製造される。

マルチトールは麦芽糖を接触還元して得られる糖アルコールである。難う蝕性の低カロリー素材で、摂取による血糖値とインスリンレベルの上昇がない。飲料、菓子、糖尿病患者用食事などに利用される。また、アスパルテーム、ステビアなどの高甘味度甘味料のボディ付けに利用される。

オリゴ糖

オリゴ糖は、2から10個の単糖類が結合したものである。天然に存在するオリゴ糖の主体は二糖類である。しかし、一般には難消化性少糖類をオリゴ糖と呼び、低カロリー素材として用いられている。通常、デンプンやセルロースなどの多糖類の分解物として得られ、糖質関連酵素の転移作用による合成も行われている。抗う蝕性やビフィズス菌増殖促進活性などの生理作用を有しており、食品中の機能性素材として期待されている。

ヒトの消化酵素による分解を受けないオリゴ糖は、虫歯菌も利用することができないので、抗う蝕作用を発現する。また、大腸内に存在する**ビフィズス菌**や**乳酸菌**により一部分解され、乳酸菌類の増殖を促進するとともに、腸内環境を酸性に保つので、腐敗菌の増殖が抑制され、**整腸機能**が発現する。種々のオリゴ糖が工業的に生産され、各種食品に添加されている。オリゴ糖は消化性および吸収性が低いので低カロリー甘味料として有意義であるが、消化管の浸透圧を上昇させる。したがって、過剰摂取は下痢の原因となるので注意が必要である。

オリゴ糖の性質（１）

ガラクトオリゴ糖：ガラクトースを１分子以上含むホモおよびヘテロオリゴ糖。自然界に見いだされるヘテロオリゴ糖にはラクトース（乳）、ラフィノース（ビート）、スタキオース（大豆）がある。β-ガラクトシダーゼはオリゴ糖や配糖体のβ-ガラクトシド結合を分解してβ-ガラクトースを生成するが、糖転移活性も有しており、ラクトースにβ-ガラクトシダーゼを作用させるとガラクトシルラクトースであるガラクトオリゴ糖が得られる。乳糖の分解には糖転移活性の低い *Saccharomyces lactis* 由来の酵素を用い、ガラクトオリゴ糖の生産には糖転移活性の強い *Aspergillus oryzae* や *Cryptococcus laurentii* OKN４株由来の酵素を用いる。これらのガラクトオリゴ糖はラクトースと同程度の甘味度を示し、難消化性でビフィズス菌増殖促進作用を有する。低カロリーかつ低う蝕性である。熱安定性およびpH安定性に優れ、キャンディ、プリン、ビスケット、ジャム、機能性飲料などに利用。

オリゴ糖の性質（２）

シクロデキストリン：D-グルコースがα-1,4結合で環状に結合したマルトオリゴ糖の総称。Bacillus属由来のシクロデキストリン合成酵素（CGTase）により工業的に製造。重合度６、７、８のα-、β-、γ-シクロデキストリンがある。この環状分子の空洞部分は疎水性で、外部が親水性であるため、空洞径に応じた疎水性分子（ゲスト分子）を取り込み、安定した抱接化合物を形成する。そのため、揮発性物質の不揮発化（香料・香辛料の安定化、矯味・矯臭、口臭除去）、酸化防止と光分解性物質の保護（色素の安定化、香料・香辛料の安定化、矯味・矯臭）、物性改変（溶解性の改善、油状・低融点物質の粉末化、乾燥助剤、テクスチャー改善）、乳化（乳化剤）などに幅広く利用。

キシロオリゴ糖：コーンハブ、バガス、綿実セリなどの天然の植物繊維から酵素分解により製造。主成分はキシロビオースとキシロトリオースでタケノコに多い。少量でビフィズス菌増殖促進活性などの整腸効果を示し、熱や酸に安定な甘味度10～40のオリゴ糖。

フラクトオリゴ糖：高濃度のショ糖溶液に *Aspergillus niger* 由来のβ-フラクトフラノシダーゼを作用させ、糖転移作用によりショ糖のフラクトースに１から３分子のフラクトースが結合したフラクトオリゴ糖の混合物を得る（GF_2、GF_3、GF_4など）。難消化性かつ低う蝕性で、血糖値や血中インスリンを上昇させず、ビフィズス菌増殖効果を有する。ショ糖に似た甘さで甘味度は30～60程度。

マルトオリゴ糖：天然には二糖類の麦芽糖が主体。ショ糖にCGTaseを作用させ、グルコース側にグルコースがα-1,4結合で結合したG_2F、G_3F、G_4Fなどのマルトオリゴ糖を得る（カップリングシュガー）。甘味度は40～60。粘度が高く浸透圧が低いので食品のつや出しに利用。還元末端が非還元性のフルクトースでアミノ酸と加熱しても褐変しにくい。ショ糖の甘味を保持し低う蝕性である。

ラクトスクロース：ショ糖と乳糖の混合液にβ-フラクトフラノシダーゼを作用させて得られる三糖類。ショ糖にガラクトースがβ-1,4結合で結合したもの。甘味の質はショ糖と同様で50～80の甘味度を有する。ビフィズス菌増殖促進効果、腸内環境改善効果、便通・便秘改善効果があり、骨強化作用も有する低カロリー甘味料である。

ラフィノース：ショ糖についで植物界に広く分布。量的には少ないが日常的に食物から摂取。ビート糖蜜から吸湿性の低い高純度粉末製品が製造。粉末、顆粒、錠剤、カプセルなどに加工されて広く利用。

多糖類

自然界では、大部分の糖質は**多糖類**として存在している。植物に多量に存在しているデンプンおよびセルロースはいずれもD-グルコースからなる代表的な多糖類であるが、その結合様式の違いによりその機能が大きく異なっている。すなわち、前者はエネルギー貯蔵体として、後者は植物の構造体としてはたらいており、その消化性は全く異なっている。非消化性の多糖類は、がん抑制、脂質代謝調節、糖代謝調節、免疫機能調節など多様な生理活性を発現することが明らかにされており、機能性食品素材としての注目度は極めて大きいものがある。

食物繊維は難消化性多糖類の総称であり、水に対する溶解性から**不溶性食物繊維**と**水溶性食物繊維**に大別される。いずれの食物繊維も多彩な体調調節機能を発現することが知られている。すなわち、便の排泄を促進するとともに、大腸内に存在する発がん物質や脂溶性因子を吸着して体外に排泄することから、整腸、制がん、抗高脂血症などの生理作用を発現する。また、不消化性物質が共存するとデンプンなどの消化性糖質の分解によって生じるグルコースの腸管吸収が抑制されるので、糖尿病の発症を抑制することができる。また、難消化性であることから抗肥満因子としても活用されている。

不溶性食物繊維はヒトの消化管内ではほとんど分解されないが、水溶性食物繊維は腸内細菌により一部分解され、短鎖脂肪酸を生じる。それによって若干のカロリーを生じるとともに、短鎖脂肪酸の生理機能が発現する。生成する短鎖脂肪酸は酢酸が主体であり、エネルギー源として利用される。酪酸およびプロピオン酸は腸のぜん動運動の促進やがん細胞における分化機能誘導などの生理機能が知られており、**潜在的調節因子**として注目されている。また、短鎖脂肪酸の生成による大腸 pH の低下はビフィズス菌および乳酸菌の増殖を促進し、腐敗菌の増殖を抑制するので、整腸効果の発現につながる。水溶性食物繊維は不溶性食物繊維より強い免疫調節機能を有することが報告されている。

食物繊維の体調調節機能

セルロース：不溶性。植物の細胞壁成分。整腸、制がん、抗脂血症作用。
リグニン：不溶性。植物の細胞壁成分でポリフェノール化合物が重合したもの。整腸、制がん、抗脂血症作用。
ヘミセルロース：不溶性。植物の細胞壁成分。整腸、制がん、抗脂血症作用。
キチン：不溶性。甲殻類の殻を原料に製造される*N*-アセチル-グルコサミンの重合物。脱アセチル化したキトサンは酸可溶性。整腸、抗脂血症、制がん、免疫増強作用。
グルコマンナン：水溶性。コンニャクマンナンなど。整腸、抗脂血症、制がん、免疫増強作用。
フラクトマンナン：水溶性。イヌリンなど。フラクトース、フラクトオリゴ糖の生産に利用。
ペクチン：水溶性。果物などに含まれるポリガラクチュロン酸（酸性多糖）。ジャムの製造に重要。整腸、抗脂血症、抗腫瘍、免疫増強作用。
植物ガム：水溶性。アラビアガム、カラヤガム、トラガカンガム、ロカストビーンガム、グァーガムなど。整腸、抗脂血症、制がん、免疫増強作用。
海藻多糖類：水溶性。寒天、アルギン酸、カラギーナンなど。整腸、制がん、抗脂血症作用。
微生物多糖類：水溶性。キサンタンガム、プルランなど。整腸、制がん、抗脂血症作用。

デンプンとグリコーゲン

デンプンは多糖類のなかでは最も重要なエネルギー源である。植物の根、茎、種子などに広く分布し、水中で容易に沈殿して白色の粉末となる。トウモロコシ、バレイショ、カンショ、小麦などから製造される。D-グルコースがα-1,4結合のみで重合したアミロースとα-1,6結合による分岐を持つアミロペクチンの２種類がある。

普通のデンプン粒はアミロースが15～30%、アミロペクチンが70～85%であり、もち米はほとんどアミロペクチンである。天然デンプンは結晶構造を有する粒子として存在しており、粒の大きさや形状が原料により異なる。穀類のデンプン粒子には微量の脂質が存在しており、イモ類のデンプンは微量のリン酸エステルを含む。デンプン粒は水に溶けないが、水とともに加熱すると膨潤して糊状になる（糊化、α化）。糊化する温度や糊化液の粘度はデンプンの起源により異なる。糊化液を放置するとアミロースやアミロペクチンの一部が凝集して結晶化する（老化）。デンプンはα-**アミラーゼ**、β-**アミラーゼ**、**グルコアミラーゼ**で分解され、グルコースとして吸収されるが、デンプン粒は糊化したものと比べると消化性が低い。分離精製が容易で貯蔵性も高いため工業原料として優れる。デンプンは主として増粘剤として食品に添加されるが、デンプンの由来により性質が異なるので、目的に応じて食品に添加されるデンプンの種類を変える。水産練り製品にはバレイショデンプンを用い、春雨にはカンショデンプンを用いる。

デンプンに種々の加工を施した加工デンプンが食品工業で利用されている。加水分解デンプン、酵素処理デンプン、焙焼デキストリンは冷水に可溶である。また、薄手糊デンプン、酸化デンプンは熱水に溶ける。これらの加工デンプンは粘度が低下し、透明度および流動性が高くなり、高濃度で使用することが可能である。接着力、フィルム形成性も高い。焙焼デキストリンの難消化性部分は食物繊維としての機能を持ち、ゲル状成分は油脂の代替物として利用される。ヒドロキシル基をエーテルあるいはエステル化すると物性が変化し、糊化開始温度が低下し、糊液が透明化するとともに、老化が起こりにくくなる。架橋デンプンは酸、熱、剪断力に高い抵抗性を示す。

グリコーゲンは動物に広く存在する貯蔵多糖である。肝臓に多いが筋肉には少ない。構造はアミロペクチンに類似するが、さらに枝分かれが多く分子量も大きい（10^6～10^9 DP）。分枝の平均鎖長は8～12で赤～褐色のヨード呈色を示す。筋肉中のグリコーゲンは筋収縮のエネルギー源で酸化的に分解されてATPを与える。嫌気的に分解されると乳酸となり筋肉疲労および筋肉痛の原因となる。死後は嫌気的に分解されて乳酸を与え、食肉のpH低下の原因となる。馬肉は他の肉よりグリコーゲン含量が高いので、グリコーゲンが馬肉の鑑別に利用される。

セルロース

セルロース（繊維素）は自然界に最も大量に存在する有機化合物で、植物乾重量の30～50％を占め地球上に存在する最大の未利用資源である。D-グルコースがβ-1,4結合で重合したもので、ワタ種子の毛は純度98%のセルロースである。木材から熱アルカリで抽出し、リグニンやヘミセルロースを除いて精製する。セルロースの部分的加水分解によりセロオリゴ糖を調製し、クロマトグラフィーで分画したセロビオースやセロトリオースなどのオリゴ糖が市販されている。セルロースのカルボキシメチル誘導体は水溶性が高く、粘性を示すので、糊剤や食品添加物として利用される。安定なコロイドを形成するのでアイスクリームやジャムにも利用される。

天然セルロースは微結晶構造を形成し、水に溶けないので酵素分解を受けにくいが、菌類などの**セルラーゼ**で少糖およびグルコースに分解される。セルラーゼはセルロースのβ-1,4結合を分解する酵素群の総称で、2から10個のグルコースからなるセロオリゴ糖やグルコースを与える。好気性のカビや細菌由来のセルラーゼが食品の軟化加工に用いられる。セルロースの分解は主として糸状菌や細菌の酵素により行われるが、その速度は通常極めて緩慢である。哺乳動物はセルラーゼを持たないので消化吸収できず、食物繊維としてはたらくが、腸内細菌により一部分解される。

ペクチン

ペクチンは植物の果実、塊茎、茎などに広く含まれる細胞壁構成成分である。メトキシル含量が高いペクチンはゲル化の速度が早く、用途により適切なペクチン製品が選択されている。ラピッドセットは71～74%、メディアムラピッドセットは66～70%、スローセットは62～66%のエステル化度を有している。ペクチン分解酵素は複数の酵素より構成されると考えられており、野菜や果実の組織軟化を引起こす。果汁製造においては果汁収率の向上および果汁の清澄化をもたらす。ペクチンは乳製品の殺菌工程で熱変性からタンパク質を保護して沈殿・凝集を防ぐ能力を有するので、ドリンクヨーグルトの製造に利用される。

ペクチンおよびペクチン質という用語は主としてα-1,4結合を有する酸性多糖であるポリガラクチュロン酸に対して使用される。ペクチンのウロン酸は部分的にあるいはすべてがメチル化されていることが多い。メチル化率が50%以上を高メトキシル（HM）ペクチン、50%未満を低メトキシル（LM）ペクチンという。ペクチンは重要な水溶性食物繊維の1つであり、免疫増強活性が報告されている。ペクチンの語源であるペクトス（硬い）はそのゲル化特性に基づいており、メトキシル基を７％以上含むペクチンは酸性(pH 2.0〜3.5)かつ50％以上の糖（通常60〜65％）の存在下でゼリー状に固まる。この性質を利用してジャム、ゼリー、ママレード、果物の砂糖漬けなどが製造される。メトキシル基の少ないペクチンは少量のCa^{2+}などの２価金属イオンの共存によりゲル化して砂糖の添加を必要としないので、低糖ジャムの製造やカルシウムを利用したデザートゼリーの製造などに利用される。

その他の動植物多糖類

その他重要な動植物多糖類にコンニャクマンナン、イヌリン、キチンなどがある。

コンニャクマンナンはコンニャクの根茎に含まれるグルコノマンノグリカンで、マンノースとグルコースの比は２：１または３：２である。β-1, 4 結合が主体で1, 3 結合による枝分かれがある。枝の平均鎖長は10〜11。水溶液は極めて粘性の高いコロイド状態となる。これに石灰水などのアルカリを加えて加熱凝固させ、過剰のアルカリを冷水中で溶出したものがコンニャクである。食物繊維としての機能に加え、免疫増強活性が報告されている。

イヌリンはキクイモの根に存在する。アスパラガスの根茎フラクタンもイヌリン様構造をとる。主としてβ-1,2結合したフラクトースよりなり、微量のグルコースを含み、DPは20〜40である。有機酸や酵素を用いて加水分解し、フラクトースや各種フラクトオリゴ糖の製造に用いられる。

キチンは甲殻類の殻、昆虫の表皮、菌類の菌糸の細胞壁などを構成している多糖類で、地球上の存在量はセルロースについで多い。*N*-アセチル-D-グルコサミンがβ-1,4結合で重合したものである。難消化性であるが、吸水力や乳化力が強く、ビフィズス菌増殖促進効果を有する。一般には、希酸に溶解する脱アセチル化度60％以上のものを**キトサン**、希酸に不溶のものをキチンと呼び、両者を総称してキチン質という。エビ、カニの殻を希水酸化ナトリウムによる脱タンパク処理および希塩酸による脱灰分処理を行い、キチンを得る。さらに高温下で濃水酸化ナトリウム処理してキトサンを得る。キチンとその分解物であるキトオリゴ糖に抗腫瘍活性および免疫増強活性が報告されている。キチンの生体親和性および生体吸収性に基づき人工皮膚や吸収性縫合糸として利用される。

ガム類

ガムはゴムと同義である。マヤ族が3世紀頃サポディラ樹の樹液（チクル）を固めて嚙む習慣があったとされ、これがガムの原形となった。この習慣がアメリカ原住民により引き継がれ、19世紀末にアメリカでチューインガムが開発・市販された。天然ガムベースとして54種類のガムが指定されている。ガム類は食品に粘性を与え、寒天のようなゲルを形成することができるが、海藻多糖類ほどゲル形成能は高くない。食品のゲルやゾルを安定化するための食品添加物（安定化剤）として利用される。水を吸着して保持する性質は食品に保水性を与え、食感の維持に寄与する。油を水に懸濁させ安定化する乳化性はドレッシ

主なガム類の性質（1）

アラビアガム：ハリエンジュの樹皮に存在。ガラクトースを主成分とし、アラビノース、ラフィノース、グルクロン酸を含むヘテロ多糖。分子量は10^5～10^6で、Ca、Mg、Kと塩を形成。強い安定なゲルを形成するので安定化剤として菓子製造に利用。水に極めてよく溶解し50％程度の濃厚液を与えるが、他の多糖より低粘性である。乳化性、皮膜形成性、粘着性を有する。

カラヤガム：インド乾燥高地帯に産するアオギリ科カラヤの樹液より得られるアセチル基を持つ多糖で構造は不明。ほとんど水に溶けないが微粉にすると水をよく吸収。フレンチドレッシング、シャーベット、チーズスプレッドなどに安定剤として利用。

トラガカンガム：イラン、シリア、東欧などに産するマメ科植物より得られる多糖で高価。よく水を吸収しにかわ状のコロイドを与える。乳化力に優れアラビアゴムより使用量を減らすことができる。水に溶けて粘稠な液となるので、プリン、サラダドレッシング、マヨネーズ、アイスクリームの安定剤に利用。

ロカストビーンガム：マメ科植物に含まれ、マンノースのα-1,4結合よりなる主鎖にガラクトースがβ-1,6結合で1個結合したもの。冷水中でもよく膨潤して親水性が強いので、サラダドレッシング、アイスクリーム、パン菓子などに増粘安定剤、保水剤として利用。他の多糖と強い相乗効果を示す。キサンタンガムと混合するとゲル化。濃度0.5％では1：1の混合比で最大のゲル化特性を示し弾力性の強い独特のゲルを形成。カラギーナンと混合すると、カラギーナンゲルの硬さ、弾力性、離水性を変化させる。

ングの製造に利用される。

主なガム類の性質（2）

グァーガム：インド、パキスタン産の一年生マメ科植物グァーの種子胚乳から得られる多糖類。冷水、熱水に分散溶解して非常に粘度の高い溶液となる。β-1,4結合したマンノース主鎖にβ-1,6結合により結合したD-ガラクトース側鎖を有するガラクトマンナン。分子量は20～30万の白からやや黄褐色の粉末。天然ガムのなかで最も粘度が高く非イオン性。酸性領域や塩類の存在下でも安定で増粘剤や保水剤として広く利用。キサンタンガムと相乗効果を示し粘度が増大。安価であるが耐熱性が低く、酸性領域での安定性がやや悪いという難点がある。マンノースとガラクトースの存在比は2：1。食物繊維のなかでは最も生理活性が強く、便通改善、糖尿病の予防・改善、血中コレステロールおよびトリグリセリド濃度低下作用が報告。グァーガムは高粘性で量的摂取が困難であったが、微生物酵素により分解した低粘性グァーガムが開発されその用途が拡大。冷菓用の安定化剤として用いられクリーミーな食感を与える。麵類の食感改良にも効果的で、小麦粉製品、漬物類、ドレッシング、コンニャクなどに添加。

海藻多糖類

海藻多糖類はさまざまな機能性を示し、幅広く利用されている。

アルギン酸はコンブ由来の多糖類で、アルギン酸ナトリウムとアルギン酸プロピレングリコールエステルが乳化剤、安定剤、増粘剤として食品添加物に幅広く利用される。また、解氷調節剤として冷凍食品に添加され、ビールの泡の安定化にも利用される。ナトリウム塩はアイスクリームや冷凍菓子の安定剤として広く利用される。

カラギーナンは硫酸基を含む多糖類で、硫酸基は負に荷電して正荷電を持つタンパク質と反応してゲルを形成する。寒天に似ているがゲル化力は弱い。低カロリージャム、ゼリー、チョコレートミルク飲料、アイスクリーム、ミルクプディング、油の乳化、プロセスチーズなどの安定化剤として利用される。タンパク質と結合して安定化するので、水産練り製品やプロセスチーズの製造にも利用される。

寒天は中性でゲル化力の強い酸性多糖類で、ゼラチンの7～8倍の凝固力を持つ。熱水抽出後、冷却してところてんとし、乾燥して寒天を製造する。寒天は冷水には溶けないが熱水に溶け、1～2％熱水溶液を冷やすとゼリー状にゲル化する。重要な製造原料はテングサ属とオゴノリ属で、テングサ寒天が最も上質である。市販寒天は白色透明で光沢に富み冷水に不溶で、大量の水分を吸収して膨潤する。熱水に溶けるが長時間煮沸すると粘性を失う。そのまま食用に供するほか、食品の安定剤、ゲル化剤としてようかん、ゼリー、みつ豆、乳製品、佃煮などの製造に利用される。

主な海藻多糖類の性質

アルギン酸：褐藻類の細胞壁成分のポリウロン酸。D-マンヌロン酸とL-グルロン酸を含み、主としてβ-1, 4 結合で重合したもの。DPは80、分子量は15,000程度。遊離の酸は冷水に不溶で、熱水に微溶。酢酸カルシウムから酢酸を遊離させるほどの強い酸性を示す。マコンブ乾物量の60%にも達する。欧米ではジャイアントケルプより製造。アルギン酸水溶液を酸性にすると糸状のゲルが沈殿し、このアルギン酸繊維を用いて手術糸その他の医療用製品が製造。カルシウムイオンが存在すると室温で耐熱性のゲルを形成し、微生物や酵素の包括固定化担体として利用。水中からの鉄の除去や廃液中のタンパク質の回収などにも有効。

カラギーナン：紅藻類のヤハズツノマタやスギノリの細胞壁成分で、乾物量の80%にも達する。D-ガラクトースと3,6-アンヒドロ-D-ガラクトースを主成分とし、主としてβ-1,3結合で重合したもの。塩化カリウム添加により沈殿するκ型と沈殿しないλ型がある。前者は3,6-アンヒドロ-D-ガラクトースを含み、後者は硫酸基を含む。

寒天：紅藻類のテングサなどの細胞壁成分。主としてD-型およびL-型のガラクトースよりなるガラクタン。テングサ寒天はアガロースとアガロペクチンの2成分よりなる(70：30の比率)。アガロースはD-ガラクトースと3,6-アンヒドロガラクトースが交互に結合したもの。アガロペクチンはウロン酸、ピルビン酸、硫酸などを含むが、その構造については不明な点が多い。低エネルギー食品素材として注目され、アガロオリゴ糖やネオアガロオリゴ糖などの寒天オリゴ糖にデンプンの老化防止作用や静菌作用が報告。

フコイダン：L-フコースがα-1,2結合で連なった多糖類。α-1,4結合も少量存在。ヒバタマ属、コンブ属の褐藻類に含まれ、通常は硫酸基がフコース残基のC 4位にエステル結合してカルシウム塩を形成する。

ポルフィラン：のり乾重量の30%を占める硫酸化多糖類。寒天と類似した構造を有する。親水性が大きく高い粘性を示すが、ゲル形成性はない。

微生物多糖類

微生物多糖類ではキサンタンガムとプルランが重要である。

キサンタンガムは *Xanthomonas campestris* が生産する菌体外多糖である。セルロース骨格の主鎖にD-マンノース２個とD-グルクロン酸１個の三糖類側鎖がグルコース残基に１つおきに結合したもので、分子量は約2000万と極めて大きい。水溶液は低濃度でも高い粘性を示し、酸、塩、酵素消化、熱などに対して安定である。ドレッシング、マヨネーズ、たれ、ソース、漬け物、佃煮などに添加され、シャンプー、ローションにも利用される。天然多糖のなかで最も安定性に優れ、食品の増粘安定剤として世界中で広く利用されている。増粘、乳化、分散、保水などの機能特性があり、懸濁安定化、テクスチャー改善、冷凍·解凍時の安定性の向上などに利用されている。ロカストビーンガムやグァーガムなどのガラクトマンナンと相乗効果を示す。

プルランは *Aureobasidium pullulans* が生産する粘性のある菌体外多糖で、α-1, 4結合した３個のグルコースがα-1, 6結合で連結された構造を持つ。水溶性が高く、無味無臭の粘着性に富む中性の水溶液を与える。食品の保水・増粘安定剤として利用される。動物の消化酵素には耐性で、腸内細菌により分解される。造膜性に優れ、気体透過性の低い膜を与えるので、酸化防止、鮮度保持、保香などの特性を有する可食性フィルムに利用されている。

第4章　タンパク質のはたらき

タンパク質の構造

タンパク質は約20種のL-**アミノ酸**が**ペプチド結合**により重合したものである。このアミノ酸の結合順序を**一次構造**という。タンパク質の一次構造は、遺伝物質であるDNA上の塩基配列により規定されており、3個のヌクレオチド配列により1個のアミノ酸を規定している。DNA上の塩基が他の塩基に置換されるか、塩基の挿入あるいは欠失が起こるとアミノ酸配列に関する情報が変化し、機能の異なるタンパク質が合成されることになる。

ペプチド鎖中のカルボニル基とアミノ基は水素結合を形成し、規則的な空間構造を与える。これを**二次構造**という。二次構造の代表的な例としてα-ヘリックスおよびβ-シート構造がある。α-**ヘリックス**では、アミノ酸主鎖のカルボニル基の酸素原子と4番目のアミノ酸のアミノ基の水素が水素結合を行い、これを繰り返すことにより右巻の半径2.3Å のらせんを形成する。β-**シート**では、主鎖は引き延ばされた構造をとり、各々の鎖は水素結合により互いに結合している。隣接するペプチドの方向は平行の場合と反平行の場合がある。

三次構造はポリペプチド鎖の3次元的な全体像を意味する。α-ヘリックス、β-シートなどの二次構造の組合せにより三次構造が形成される。この3次構造は、1本のペプチド鎖内の離れた部位に存在する2個のシステインのSH基が**ジスルフィド結合（S-S結合）**を行うことにより安定化される。

また、単一のポリペプチド鎖からなるサブユニットが非共有結合またはS-S結合により会合し、安定な結合体を与えることができるが、これを**四次構造**という。サブユニットの構成は同一の分子からなる場合と、異種の分子よりなる場合がある。

タンパク質の消化と吸収

食品中のアミノ酸のほとんどはタンパク質として存在しているが、腸管からタンパク質がそのままの形で吸収されるのは、摂取したタンパク質のほんの一部に過ぎない。大部分のタンパク質は、タンパク質分解酵素により消化され、アミノ酸もしくはオリゴペプチドの形で腸管から吸収される。

タンパク質は、まず胃内でペプシンによりポリペプチド鎖に分解される。つぎに、小腸でトリプシンやキモトリプシンによる分解を受ける。これらの消化酵素は、不活性の前駆体として分泌され、小腸内でエンテロキナーゼやトリプシンによる分解を受けて活性型のプロテアーゼとなる。トリプシンは塩基性アミノ酸であるリシンおよびアルギニン残基のカルボキシル基側のペプチド結合を切断する。キモトリプシンはペプシンと同様に、芳香族アミノ酸であるチロシン、フェニルアラニン、トリプトファン残基のカルボキシル基側のペプチド結合を切断する。

これらのエンドプロテアーゼと異なり、カルボキシペプチダーゼはペプチド鎖のカルボキシ末端からアミノ酸を遊離するエキソペプチダーゼである。小腸からはアミノ末端からアミノ酸を遊離するアミノペプチダーゼ類が分泌される。

主な消化管プロテアーゼ

酵　素	分泌組織	備　　　考
ペプシン	胃	特異性は広いが、疎水性アミノ酸のカルボキシル側のペプチド結合をよく切断。ペプシノーゲンとして分泌。
トリプシン	膵臓	エンドペプチダーゼとして、塩基性アミノ酸のカルボキシル側のペプチド結合を切断。エステラーゼ作用もある。トリプシノーゲンとして分泌。
キモトリプシン	膵臓	エンドペプチダーゼとして、芳香族アミノ酸のカルボキシル側のペプチド結合を切断。キモトリプシノーゲンとして分泌。
エラスターゼ	膵臓	エラスチンをペプチドおよびアミノ酸に分解。プロエラスターゼとして分泌。
カルボキシペプチダーゼ	膵臓	ペプチドのカルボキシル末端のアミノ酸を遊離。プロカルボキシペプチダーゼとして分泌。
アミノペプチダーゼ	小腸	ペプチドのアミノ末端のアミノ酸を遊離。腸液や小腸の粘膜に存在。
ジペプチダーゼ	小腸	ジペプチドをアミノ酸に分解。小腸粘膜や粘膜細胞に存在。

タンパク質の栄養価

タンパク質の栄養価はタンパク質を構成する約20種のアミノ酸の種類と量、およびタンパク質の消化吸収率に依存する。これらのアミノ酸のうち、イソロイシン、ロイシン、リシン、フェニルアラニン、メチオニン、トレオニン、トリプトファン、バリンの８種のアミノ酸は、ヒトでは合成されないか、合成能が不足するため、食物から摂取する必要があり、**必須アミノ酸**と呼ばれている。どの必須アミノ酸も植物性タンパク質より動物性タンパク質に多く含まれているので、動物性タンパク質の方が栄養価は高い傾向にある。栄養価を評価する方法としてタンパク質のアミノ酸組成から算出する方法と生物試験から求める方法がある。

タンパク価は最も栄養価の高いアミノ酸組成を持つ標準タンパク質を想定し、それと比較して不足するアミノ酸の含有割合から各タンパク質の栄養価を判定したものである。このとき、最も不足した必須アミノ酸を制限アミノ酸とよび、制限アミノ酸の存在量を標準タンパク質における存在量の百分率で表したものである。**生物価**は体内に貯えられた窒素量の体内に吸収された窒素量に対する比であるが、タンパク価と生物価は比較的よく一致する。

食品タンパク質の必須アミノ酸組成、タンパク価、生物価

タンパク質	イソロイシン	ロイシン	リシン	フェニルアラニン	含硫アミノ酸	トレオニン	トリプトファン	バリン	タンパク価	生物価
標準タンパク質	0.270	0.306	0.270	0.180	0.270	0.180	0.090	0.270	100	
鶏卵	0.428	0.565	0.396	0.368	0.342	0.310	0.106	0.460	100	87
牛乳	0.407	0.630	0.496	0.311	0.211*	0.292	0.090	0.440	78	90
牛肉	0.332	0.515	0.540	0.256	0.237	0.275	0.075*	0.345	83	97
魚肉(平均)	0.317	0.474	0.549	0.231	0.262	0.283	0.062*	0.327	70	75
米	0.332	0.535	0.236	0.307	0.222	0.241	0.065*	0.415	72	67
トウモロコシ	0.351	0.834	0.178*	0.420	0.205	0.223	0.070	0.381	66	54
小麦粉	0.262	0.442	0.126*	0.322	0.192	0.174	0.069	0.262	47	52
大豆粉	0.333	0.484	0.395	0.309	0.197*	0.247	0.086	0.328	73	

タンパク態窒素１g当たりのアミノ酸g数。* 制限アミノ酸。

生物価の求め方

> 生物価＝100 x（体内保留窒素）／（吸収窒素）。体内保留窒素＝吸収窒素－（尿中窒素－無タンパク時の尿中窒素）。吸収窒素＝摂取窒素量－（糞中窒素－無タンパク時の糞中窒素）
>
> 糞中や尿中の窒素は体タンパク質の分解などによる内因性窒素を含むので、無タンパク質で飼育した場合の排泄窒素量を用いて補正する必要がある。

アミノ酸の分類と性質

タンパク質は約20種のアミノ酸により構成されており、食物として摂取後、消化酵素によりペプチドおよびアミノ酸に分解されて吸収される。吸収されたアミノ酸は体内で新たに合成されるタンパク質の原料となる。アミノ酸は側鎖の性質により、物理的、化学的に多様な特性を示し、タンパク質の高次構造の形成に重要な役割を演じる。

アミノ酸の分類は側鎖の構造に基づいて行われ、**脂肪族アミノ酸**、**芳香族アミノ酸**、**複素環式アミノ酸**の３つに大別される。さらに、脂肪族アミノ酸はモノアミノモノカルボン酸、ヒドロキシモノアミノモノカルボン酸、モノアミノジカルボン酸・アミド、ジアミノモノカルボン酸、含硫アミノ酸の５つに分けられる。また、酸性のカルボキシル基を側鎖に有するアミノ酸を**酸性アミノ酸**、塩基性のアミノ基を側鎖に有するアミノ酸を**塩基性アミノ酸**と呼ぶ。

グルタミンを160 ℃ で溶融するとピログルタミン酸が生成してうま味が消失するが、食品中でも非酵素的にこの反応が起こる。トマト缶ジュースではこの現象が起き、うま味が低下する。トランスグルタミナーゼを用いてグルタミンをグルタミン酸に変換しておくとこの反応が抑制される。グリシンは側鎖がなく、立体障害がないので、タンパク質の高次構造に自由度を与える。プロリンは疎水性で、ペプチド結合に関与するアミノ基が五員環構造を形成しており、ペプチド結合の回転が制約され、高次構造の形成を制限する。

フェニルアラニンにOH基を付与してチロシンに変換するフェニルアラニンヒドロキシラーゼが遺伝的に欠損するとフェニルケトン尿症になる。知能障害が必発し、放置すると知能指数IQが60以下の精薄に陥るので注意が必要である。早期診断により低フェニルアラニン食を与えると知能は正常に発達する。

タンパク質のアミノ酸配列を示す場合、3文字もしくは1文字略号が用いられる。3文字略号は、英語名の最初の3文字もしくは主な子音を利用している

主要アミノ酸の分類と性質

A）脂肪族アミノ酸

1）**モノアミノモノカルボン酸**:グリシン、アラニン、バリン、ロイシン、イソロイシン。脂肪族炭化水素のみの側鎖を持ち、疎水性。

2）**ヒドロキシモノアミノモノカルボン酸**：セリン、トレオニン。OH基を有し、わずかながら極性を示す。水素結合の水素の供与体とも受容体ともなる。

3）**モノアミノジカルボン酸・アミド**:アスパラギン酸、アスパラギン、グルタミン酸、グルタミン。酸性アミノ酸。アスパラギン酸とグルタミン酸はpH 5以上ではほとんど解離しており、金属イオン結合能を示す。タンパク質中で他のアミノ酸側鎖と共同してキレート活性を示す。また、酸性アミノ酸は塩基性アミノ酸と静電的相互作用を示す。アスパラギンとグルタミンのアミド基は水素結合の供与体および受容体となる。グルタミン酸はアルギニンと強いイオン結合を形成する。

4）**ジアミノモノカルボン酸**:リシン、オキシリシン、アルギニン。塩基性。リシンのεアミノ基はpH 10以下ではイオン化して強い極性を示す。微量に存在する未解離のアミノ基は反応性が高く、スクシニル化、マレイル化などのアシル化を可逆的に起こるので、食品タンパク質の機能改変に利用。

5）**含硫アミノ酸**：システイン、シスチン、メチオニン。システインのSH基はアミノ酸側鎖中で最も反応性が強くアルキル化剤などと反応。システイン同士のS-S結合の形成はタンパク質の高次構造形成に重要。メチオニンは長い脂肪族炭化水素の側鎖を持ち、かなり疎水的。

B）芳香族アミノ酸

フェニルアラニン、チロシン、チロキシン。紫外吸収および蛍光性を示しタンパク質の検出に利用。フェニルアラニンの化学的反応性は低い。チロシンのOH基は水素結合を形成に関与しリン酸化の基質となる。甲状腺ホルモン、副腎髄質ホルモン、神経伝達物質合成の出発物質。

C）複素環式アミノ酸

プロリン、オキシプロリン、トリプトファン、ヒスチジン。トリプトファンのインドール環は最も大きな側鎖で疎水性。ヒスチジン側鎖のイミダゾール基は中性付近で強い塩基性を持つ唯一のアミノ酸側鎖。イミダゾールの非解離型の窒素原子は金属イオンや基質と相互作用し、酵素の活性中心を形成することが多い。

ので容易に推測できる。1文字略号では一部のアミノ酸では頭文字を使用しているが、異なる場合も多いので主なアミノ酸について略号を覚える必要がある。

タンパク質に含まれる主なアミノ酸の名前、略号、分子量と遺伝暗号

日本語名	英語名	略号	分子量	遺伝暗号
グリシン	Glycine	Gly（G）	75.07	
セリン	Serine	Ser（S）	105.09	AG（C, T），TC（A, T, G, C）
トレオニン*	Threonine	Thr（T）	119.12	AC（A, T, G, C）
アラニン	Alanine	Ala（A）	89.10	GC（A, T, G, C）
バリン*	Valine	Val（V）	117.15	GT（A, T, G, C）
ロイシン*	Leucine	Leu（L）	131.17	CT（A, T, G, C），TT（A, G）
イソロイシン*	Isoleucine	Ile（I）	131.17	AT（A, C, T）
プロリン	Proline	Pro（P）	115.13	CC（A, T, G, C）
リシン*	Lysine	Lys（K）	146.19	AA（A, G）
アルギニン	Arginine	Arg（R）	174.21	AG（A, G），CG（A, T, G, C）
アスパラギン酸	Aspartic acid	Asp（D）	133.10	GA（C, T）
グルタミン酸	Glutamic acid	Glu（E）	147.13	GA（A, G）
アスパラギン	Asparagine	Asn（N）	132.12	AA（C, T）
グルタミン	Glutamine	Gln（Q）	146.15	CA（A, G）
ヒスチジン	Histidine	His（H）	155.16	CA（C, T）
トリプトファン*	Tryptophan	Trp（W）	204.21	TGG
フェニルアラニン*	Phenylalanine	Phe（F）	165.19	TT（C, T）
チロシン	Tyrosine	Tyr（Y）	181.19	TA（C, T）
メチオニン*	Methionine	Met（M）	149.21	ATG（翻訳開始信号）
システイン	Cysteine	Cys（C）	121.16	TG（C, T）
翻訳停止信号				TAA, TAG, TGA

* 必須アミノ酸。

稀少アミノ酸

稀少アミノ酸ではアリインが重要である。ニンニク中に存在し、酵素作用により香辛成分アリシンが生成する。アリシンより生じるジアリルスルフィドがニンニクの辛味成分である。アリシンがビタミンB_1と結合すると易吸収型のチアミンアリルジスルフィドとなる。交感神経のノルアドレナリン分泌を促進して体内脂質の代謝分解を促進する。同様な活性はトウガラシの辛味成分であるカプサイシンにも報告されている。

ジオキシフェニルアラニン（DOPA）はソラマメなどに存在する。チロシンの水酸化により生成し、DOPAキノンを経てメラニン色素に酸化される。ノルアドレナリン、アドレナリンなどの副腎髄質ホルモンの合成中間体である。

テアニンは茶に特異的に見られるうま味成分のγ-グルタミルエチルアミドで、カフェインの興奮作用を緩和する。玉露などの良質の茶に多く番茶には少ないので、茶の品質の指標となる。

リシノアラニンはタンパク質をアルカリ条件下で加熱すると生成する。リシン含量が低下し、栄養価が下がる。腎臓に蓄積され腎細胞肥大を誘起するので、食品のアルカリ処理が制限されつつある。

γ-アミノ酪酸（GABA、H_2N-$(CH_2)_3$-COOH）。リンゴ、ジャガイモ中に存在、抑制性の神経伝達物質として、脳のはたらきに関与する。

その他の稀少アミノ酸

アミノ酸	備　　考
ヒドロキシリシン	コラーゲン中に存在するアミノ酸。
ヒドロキシプロリン	コラーゲン中に存在するイミノ酸。
β-アラニン	筋肉中に遊離またはジペプチドとして存在。パントテン酸の構成成分。
オルニチン	肝臓に含まれ、動物の尿素生成に関与。シトルリンとともに尿素サイクル（オルニチンサイクル）を構成するアミノ酸。有毒なアンモニアの無毒な尿素への変換に関わる。
シトルリン	スイカ、肝臓中に存在。尿素生成に関与する。
チロキシン	甲状腺ホルモンとして糖代謝を調節する。
カナバニン	H_2N-C(=NH)-NH-O-$(CH_2)_2$-CH(NH_2)-COOH。ナタマメなどの植物中に存在。

アミノ酸・ペプチド・タンパク質と味覚

アミノ酸には少なくとも1つの不斉炭素原子が含まれるので、光学異性体が存在する。生物的に合成され、タンパク質中に存在するアミノ酸は通常L-型であり、L-アミノ酸のみが資化される。ただし、メチオニンとフェニルアラニンはD-型も利用される。アミノ酸の立体異性は呈味性にも影響する。グルタミン酸ではL-型はうま味があるが、D-型は無味である。中性および塩基性アミノ酸ではD-型は甘いが、L-型は無味であるか若干苦味がある。

ペプチドでは、α-L-アスパルチル--L-フェニルアラニンメチルエステル（**アスパルテーム**）が強い甘味を示す。アスパルテームは熱に弱いので、強い加熱処理を行うとジケトピペラジンが生成して甘味を失う。D-トリプトファンはショ糖の35倍の胃甘味を有するが、アスパルテームは180倍の甘味を有する。そこで、甘味料として用いる場合、甘味度の低い糖類と混合して用いられる（ボディづけ）。

強い甘味を有するタンパク質も見いだされており、分子量21,000のタクマチンはショ糖の750～1500倍、分子量10,200のモネリンは3,000倍の甘味を示す。

タンパク質をプロテアーゼで分解すると強い苦味が生じる。これは、疎水性の強いアミノ酸を多く含むオリゴペプチドが生じることによる。疎水性の強いペプチド程苦味が強く、アルギニンを含むペプチドにも強い苦味を呈するものがある。

L-グルタミン酸ナトリウム（MSG）は、昆布より分離された最も代表的なうま味物質である。キノコ類にはMSGより強いうま味を有するL-トリコロシン酸（ハエトリシメジ）やL-イボテン酸（ベニテングタケ）が存在するが、毒性を示すのが難点である。グルタミン酸を含むオリゴペプチドにもうま味を呈するものがあるが、MSGと比べるとうま味は弱い。

単純タンパク質

天然タンパク質はその組成に従い、単純タンパク質と複合タンパク質に分類される。**単純タンパク質**は加水分解によりアミノ酸のみを生じる物で、各種溶媒に対する溶解度の差により分類されている。糖鎖を有していないので、微生物を用いて生理活性タンパク質を生産することが可能である。

タンパク質はその存在形態により球状タンパク質、繊維状タンパク質、および膜タンパク質に分類される。ほとんどのタンパク質は球状に近い形態を持ち水溶性である。絹フィブロインやコラーゲンなどの繊維状タンパク質は規則的な直鎖構造を有する構造タンパク質である。膜タンパク質は酵素や受容体などの生体膜上に存在する機能性タンパク質であり、細胞の構造と機能をつかさどる重要な役割を演じている。

機能面からは、酵素、調節タンパク質(ホルモン、成長因子、レセプター)、防御タンパク質(抗体、フィブリノーゲン)、貯蔵･栄養タンパク質(オボアルブミン、カゼイン、グリシニン、グルテニン)、輸送タンパク質(血清アルブミン、ヘモグロビン)､収縮･運動性タンパク質(アクチン、ミオシン）に分けられている。

単純タンパク質

アルブミン：水、酸、アルカリ、塩類溶液に可溶。熱で凝固、飽和硫安で析出。動植物性食品に広く分布。血清アルブミン（血液）は脂質の輸送担体としてはたらく。オボアルブミン（卵白）、ラクトアルブミン（牛乳）、ロイコシン（小麦）、レギュメリン（大豆、小豆）など。

グロブリン：水に不溶、酸、アルカリ、塩類溶液に可溶。熱で凝固、50%飽和硫安で析出。オボグロブリン（卵黄）、ラクトグロブリン（乳）、血清グロブリン（血液）、ミオシン（筋肉）、グリシニン（大豆）など。抗体はグロブリンに属する。

グルテリン：水、塩類溶液に不溶、希酸、希アルカリに可溶。グルテニン（小麦）、オリゼニン（米）など。穀類に存在。

プロラミン：水、塩類溶液に不溶、70～80%エタノールに可溶。ツェイン（トウモロコシ）、グリアジン（小麦）、ホルデイン（大麦）など。穀類に存在。プロリンおよびグルタミン酸含量が高い。

アルブミノイド：水、酸、アルカリ、塩溶液のいずれにも不溶。酵素により消化されない。硬タンパク質とも呼ばれる。動物組織の強化に寄与。ケラチン（角、爪、毛）、エラスチン（羽、靭帯）、コラーゲン（骨、爪）など。

ヒストン：水、希酸に可溶、アンモニア水に不溶。熱で凝固しない。強い塩基性を示す。ヒストン（胸腺など）、ヘモグロビン（赤血球）など。DNAと複合体を形成し、DNA分解酵素による分解からDNAを保護。

プロタミン：水、アンモニア水に不溶。熱で凝固しない。分子量約5,000。サルミン（サケ精子）、クルペイン（ニシン精子）など。ヒストンよりDNAとの結合性が強い。

複合タンパク質

複合タンパク質は単純タンパク質が非タンパク質と結合したものである。**糖タンパク質**は動物の種により構造が異なり、生体異物の検出に重要な役割を果している。免疫反応で生産される抗体も糖タンパク質であるが、自分自身のタンパク質と他の生物由来のタンパク質だけでなく、他人のタンパク質を識別することができる。それによって病原体の排除が可能になるが、アレルギー反応や臓器移植ではこの免疫反応を抑えることが必要となる。微生物では完全な糖タンパク質を生産できないので、動物細胞を用いて生産する必要がある。

ヘモグロビンは赤血球の重要な成分で酸素の輸送にはたらく。ヘモグロビンの合成が不十分であると貧血になるので、鉄の供給とともにタンパク質栄養の適正化が必要である。一流のアスリートでは過激な運動による貧血が起こりやすく、貧血に対する耐性をつけるため高地トレーニングを行う。また、タンパク性のホルモンであるエリスロポエチンが赤血球の増加のため用いられ、ドーピングの対象となっている。

リポプロテインはコレステロールの輸送において重要な役割を演じる。肝臓から各組織にコレステロールを輸送する低密度リポプロテイン（LDL）中のコレステロールのレベルが上がると動脈硬化になりやすいので悪玉コレステロールと呼ばれる。一方、各組織からコレステロールを回収する高密度リポプロテイン（HDL）中のコレステロールは動脈硬化の改善につながるので善玉コレステロールと呼ばれる。運動はHDL-コレステロールレベルを上げるので､動脈硬化発症の危険率を低下させる。

なお、比較的温和な条件下で非タンパク質成分が解離する場合、タンパク質部分をアポタンパク質、完全な形をホロタンパク質という。

複合タンパク質

核タンパク質：核酸とヒストンまたはプロタミンが結合したもの。ヌクレオヒストン（胸腺)、ヌクレオプロタミン（魚類の精嚢)、タバコモザイクウイルス（ウイルス）など。

糖タンパク質：糖質と単純タンパク質が結合したもの。真核細胞の機能性タンパク質の多くは糖タンパク質。糖鎖はタンパク質の機能、種特異性、代謝回転などに影響する。オボムコイド（卵白)、オボムシン（卵白)、セロムコイド（血液）など。

リンタンパク質：タンパク質にリンが結合したもの。カゼイン（牛乳)、ビテリン（卵黄)、ホスビチン（卵黄）など。リンタンパク質の酵素消化物であるホスホペプチドにカルシウム吸収促進作用が報告。

色素タンパク質：タンパク質に色素が結合したもの。血色素と結合したものがヘムタンパク質、フラビンと結合したものがフラビンタンパク質。ヘモグロビン（血液）とミオグロビン（筋肉）はO_2輸送に、チトクローム（筋肉）は電子伝達系に関与。カタラーゼ（肝臓）は活性酸素消去酵素。

リポプロテイン：レシチン、ケファリンなどのリポイドや脂質とタンパク質が結合したもの。リポビテリン（卵黄)、リポビテレニン（卵黄)、リベチン（卵黄）など。

誘導タンパク質

誘導タンパク質は天然に存在するタンパク質に物理的または化学的な処理を行ったもので、一次誘導タンパク質と二次誘導タンパク質に分けられる。一次誘導タンパク質は天然タンパク質を物理的または化学的にわずかに変化させたもので、大部分の骨格はそのままであるが性質は変化している。ゼラチンはコラーゲンが加熱変性して生じるが、低温でゲルを形成するので冷菓の製造に利用される。

ペプチドは分子量1万以下のアミノ酸重合物を意味し、タンパク質の分解によって生成する。生体内でアミノ酸から合成されるもの多く、タンパク質と同様にさまざまな生理活性を示す。タンパク質の酵素消化物中には種々の生理活性ペプチドが存在する。

誘導タンパク質

A）一次誘導タンパク質
- 1）**ゼラチン**：コラーゲンを水と長時間煮沸すると生じる。温水に可溶で、冷水に不溶。
- 2）**プロテアン**：水溶性タンパク質から熱、酵素、希酸などにより不溶性となったもの。
- 3）**メタプロテイン**：希酸、希アルカリによる変性タンパク質。希酸、希アルカリに可溶。硫安飽和で析出。
- 4）**凝固タンパク質**：熱、紫外線、アルコール、振とうなどによる変性物。水、塩類溶液、希酸、希アルカリに可溶。

B）二次誘導タンパク質
- 1）**プロテオース**：水に可溶。熱により凝固せず、50％硫安飽和で析出。
- 2）**ペプトン**：コロイド性なし。水に可溶で、飽和硫安で析出しない。
- 3）**ペプチド**：アミノ酸組成および結合順序の定まった小分子。

タンパク質の反応

タンパク質は種々の試薬と反応して発色する。これらの呈色反応はタンパク質の定量に利用される。また、芳香族アミノ酸側鎖は紫外線を吸収するので、紫外吸収法による定量も行われる。この場合、1 mg ／ ml のタンパク質溶液の

280 nmにおける吸光度を1.0として計算する。

タンパク質は、熱、酸、アルコールなどにより凝固する。カゼインの**酸凝固**はヨーグルト製造に用いられ、酵素分解による凝固はチーズ製造に用いられる。大豆タンパク質をCa^{2+}、Mg^{2+}を用いて凝固させたのが豆腐である。

タンパク質に硫酸アンモニウム（硫安）やNaClなどの塩類を加えるとタンパク質が析出・沈殿する。これを**塩析**という。タンパク質の表面荷電が中和され

タンパク質の反応

呈色反応：ビュレット反応（ポリペプチド鎖の反応）、キサントプロテイン反応（チロシン、トリプトファン等の芳香族アミノ酸側鎖の反応）、ミロン反応（チロシン）、ホプキンス･コール反応（トリプトファン）、坂口反応（アルギニンのグアニジル基の反応）、ニンヒドリン反応（α-アミノ基）など。

凝固性：カゼインの酸凝固はヨーグルト製造に利用。アルコール添加による牛乳の凝固沈澱はアルコールテストとして牛乳の鮮度判定に利用。κ-カゼインのレンニン消化による凝固はチーズの製造に利用。以前は仔牛胃のレンニンを用いたが、現在は微生物由来のレンニン様酵素が利用可能。金属イオンの添加によってもタンパク質は不溶化し、大豆タンパク質のCa^{2+}、Mg^{2+}による凝固が豆腐の製造に利用。

沈澱性：タンパク質を溶解した水溶液に硫酸アンモニウム、NaClなどの塩類を加えるとタンパク質が析出･沈殿する。タンパク質などの親水性コロイドは、多量の電解質の添加は親水性電荷を中和し、脱水が起こり沈殿する。タンパク質の溶解性はタンパク質の表面荷電が中和される等電点で最も低い。トリクロロ酢酸（TCA）を加えて溶液を強酸性にしてタンパク質を沈殿させる方法もある。

水和：水和により水とタンパク質の間に水素結合が形成されタンパク質が溶解する。水和状態の水分子は自由水としての性質を失い運動を束縛される。水和したタンパク質では、水への溶解、水との水素結合を通じたゲルの形成、疎水的相互作用による凝集などが起こる。

免疫性：タンパク質は異種動物に対して抗原性を示し、IgA、IgE、IgG、IgMなどの抗原特異的抗体の生産を誘導。抗原･抗体反応は鋭敏かつ特異的で、種々のタンパク質の特異的検出に利用。タンパク質はアレルギーの原因ともなり、アレルゲンと呼ばれる。免疫系由来のがん細胞と抗体産生細胞を融合して得られたハイブリドーマを用いてモノクローナル抗体が生産され、科学実験や各種疾病の診断に利用されている。実験動物に免疫して得られる抗血清は多数のモノクローナル抗体の混合物であるので、ポリクローナル抗体と呼ばれる。

る pH を**等電点**というが、等電点ではタンパク質が沈殿しやすく、これを等電点沈殿という。カゼインの酸凝固は**等電点沈殿**による。

タンパク質は水分子と強く結合することにより水に溶解する。これを**水和**という。タンパク質の**保水力**は水和の強弱により決定される。タンパク質の保水力はすり身やゲル製品の製造に重要である。

タンパク質は異種動物に対して抗原性を示し、**抗原**と特異的に反応する**抗体**の生産を誘導する。抗原・抗体反応は鋭敏かつ特異的に起こり、タンパク質の特異的な検出に利用される。この免疫反応は伝染病の予防に有効であるが、アレルギーの原因にもなる。免疫反応はさまざまな機能性タンパク質が合成されてはじめて正常に働く。タンパク質の摂取量が低い場合や、偏食によりアミノ酸バランスが悪いと免疫機能の低下や異常が起こる。

タンパク質の変性

タンパク質の**変性**は化学結合の破壊ないし分解をともなわずに起こる構造的変化を意味する。タンパク質の生理活性は変性により低下もしくは消失する。タンパク質の適度な変性は消化性を向上させるので、アレルゲンの消化が容易となり、アレルゲン活性が低下する。しかし、過度な変性によりタンパク質の不溶化が進むとかえって消化性が低下する。カゼインはプロリンを多く含み高次構造の形成が困難であるため、変性タンパク質と類似した構造をしており、消化性がよい。そこで、プロテアーゼ基質としてよく利用される。加熱変性による消化性向上の要因として溶解度の向上、消化性の向上、酵素阻害因子の失活、有害タンパク質の失活などがある。

有害タンパク質には消化酵素阻害剤がある。卵白オボムコイドは大豆トリプシンインヒビターと同様にトリプシン阻害活性を有しており、小腸でのタンパク質の消化を阻害する。プロテアーゼ阻害物質は自分自身も分解され難いのでアレルゲンとなりやすい。生卵アビジンはビオチンと結合してビタミン活性を失わせ、ヘマグルチニンは赤血球を凝集させてその酸素輸送機能の発現を阻害する。

アルコールの変性能力は50%前後で最も強い。アルコール濃度の高い蒸留酒をそのまま飲むと消化管の損傷が大きく、咽頭がん、食道がん、胃がんなどの危険率を高めるので注意する。

タンパク質変性の物理化学的要因

加熱：酵素活性は温度が10℃上がると2倍に上昇するが、熱変性による活性低下も起こる。熱変性は酵素の至適温度および熱安定性に関与。

凍結：凍結融解の繰り返しによっても変性し、酵素活性の喪失につながる。生理活性タンパク質が凍結保存可能であるか否かは研究の進展に大きく影響。冷凍食品の品質保持についても大きな影響がある。

撹拌：撹拌により生じる剪断力はタンパク質を変性させる。酵素などの生理活性タンパク質の溶解にあたっては不用意に撹拌しないよう注意する。泡が生じると表面張力による変性が起こる。

高圧：高圧処理によってもタンパク質の構造変化が起こる。酵素活性を低下させることが多いが、まれに促進する場合がある。殺菌効果も報告。

その他の物理的要因：放射線照射、超音波処理など。

酸、アルカリ：解離基の荷電の変化、分子内イオン結合の切断により起こる。

尿素：分子内水素結合が切断され高次構造が変化。

アルコール：50%エタノールが最も変性力が強い。100%エタノールの変性力は水と同等。

その他の化学的要因：界面活性剤、アルカロイド、重金属塩など。

アルカロイド

植物に多く含まれる含窒素塩基性の有機化合物で、少量でヒトや動物に顕著な薬理活性を示す。500種類以上ある。ピリジン、キノリン、イソキノリン、ピロリジン、ピペリジン、インドール、トロパン、プリンなどの環状構造を持つものが多い。ジャガイモのソラニン、タバコのニコチン、ケシのアヘンなどがこれに属する。

ペプチド・タンパク質の体調調節機能

種々のタンパク質が顕在的因子としてタンパク質の形で三次機能を発現する。大豆中に含まれる難消化性タンパク質は食物繊維と同様に脂質成分を吸着して体外に排泄し、血清コレステロール低下作用を発現する。ラクトフェリンはヒトやウシの乳中に存在する生体防御タンパク質であり、抗菌、免疫増強などの生理活性発現を通じて新生児の疾病予防に寄与する。乳中には免疫グロブリンも分泌され、新生児の感染防御に寄与するが、ニワトリやウシに免疫して特異的抗体を誘導して疾病予防に利用する試みもなされている。すなわち、免疫したニワトリでは誘導された抗原特異的抗体が卵黄に移行することを利用して、疾病予防効果を有する鶏卵を作ることができる。また、乳牛に免疫することにより、同様な効果を有する牛乳を生産することができる。

ペプチドでは複数のリン酸基を有するホスホペプチドがカルシウムと結合して腸管のカルシウム吸収を促進することに基づき、特定保健用食品中の機能性成分として認可されている。また、アンジオテンシンⅠ転換酵素の活性を阻害するペプチドが注目されているが、これはアンジオテンシンⅠから血圧上昇因子であるアンジオテンシンⅡへの変換を阻害することにより、血圧上昇を抑制するものである。この活性を有するペプチドが種々の食品タンパク質の分解物に見いだされており、高血圧患者向けの機能性素材として注目されている。グルタチオンはグルタミン酸、システイン、グリシンよりなるトリペプチドで解毒作用を有する。

ペプチド、タンパク質の体調調節機能

コレステロール制御タンパク質：大豆グロブリン。血清コレステロール低下効果。
カゼインホスホペプチド：乳カゼインの酵素分解断片。カルシウムなどのミネラル吸収を促進。
血圧低下ペプチド：乳カゼイン、魚介類、植物などに由来。アンジオテンシン変換酵素の活性阻害を通じて血圧上昇を抑制。
易消化、易吸収ペプチド：乳、卵、大豆などの加水分解物。ジ、トリペプチドはアミノ酸より吸収が早い。アレルギー患者食にも利用可能。
グルタチオン：動植物、微生物に広く存在するトリペプチド(Glu-Cys-Ala)でGSHと表記される。肝細胞における薬物代謝、各種生体成分の生合成および代謝、過酸化障害および放射線障害の抑制、補酵素活性、反応性チオール基保護作用などに関与する機能性トリペプチドで、医薬品として認可されている。

大豆タンパク質

大豆種子の40%がタンパク質でその大部分がグロブリンである。グロブリンはpH 4.5−5.0で等電点沈殿し、酸沈殿タンパク質としてホエータンパク質から分離される。大豆グロブリンは超遠心分析における沈降速度から、2S(α-コングリシニン)、7S(β-およびγ-コングリシニン)、11S(グリシニン)、15Sに分けられ、7Sおよび11Sが主要成分である。

大豆タンパク質では含硫アミノ酸が制限アミノ酸であるが、栄養的には動物性タンパク質に匹敵する。食品タンパク質の加工性、調理性などに関わる特性を機能特性という。大豆タンパク質は溶解性、凝集性、保水性および水分吸着性、粘性、ゲル形成能、結着性および粘着性、弾性、乳化性、脂肪吸着性、泡沫性、伸展性、組織形成性、フレーバー結合性など、多くの点で優れた機能特性を示し、食品加工に幅広く用いられる。また、大豆タンパク質は血清コレステロール低下効果を有する。これは、非消化性の大豆タンパク質が食事コレステロールや胆汁酸と結合してその吸収を阻害し、体外に排泄することに基づくと考えられている。また、血圧上昇抑制効果、脳卒中予防効果、インシュリン反応増強効果などが報告されている。

大豆タンパク質の機能特性

性質	備　　考
保水性・水分吸着性	タンパク質は水和することにより溶解する。水溶性タンパク質は水分保持能力が強く離水を防止する。練り製品やソーセージの離水防止、調理加工食品の身縮防止やドリップ防止に用いられる。
乳化性・保油性	疎水性タンパク質は食品中の油脂成分と結合する。疎水性タンパク質は局所的に親水性を有するので、水と油の均一な分散とその安定化に寄与し、乳化性を示す。ソーセージや調理加工品の離油防止、調理加工食品の身縮防止やドリップ防止に用いられる。疎水性分子の結合性はフレーバーの保持にも有効で、人造肉やパンの製造に利用される。
凝集性	大豆タンパク質はカルシウムやマグネシウムなどの２価陽イオンにより架橋され会合する（豆腐の製造）。
ゲル形成性	加熱などにより二次構造を変化させ、タンパク質の会合を誘導することができ、保水性の高いタンパク質はゲル状の固形物を与える。練り製品の食感改善、ゲル形成能の強化、新しい食感の付与に用いられる。ソーセージや調理加工食品の食感改善、ホットケーキやドーナツの膨化促進にも利用される。
粘性	タンパク質間の相互作用により粘性が生じる。スープや肉汁の濃厚化、ホットケーキやドーナツの膨化促進に利用される。泡の形成と安定化にも寄与するので、デザートや泡立ち菓子の製造に利用される。
結着性および粘着性	タンパク質間の相互作用は分子間の結合を強化し、結着性および粘着性を与える。肉類、練り製品の結着性を高めるために利用される。
組織形成性	熱や圧力による二次結合の形成により塊や層を形成する。粘膜の形成はクリスピー感を付与する。アルカリによるランダム化と二次結合の形成は繊維化をもたらし、人造肉の製造に利用される。

その他の植物タンパク質

米タンパク質の制限アミノ酸はリシンである。米の主要アレルゲンは分子量16 kDaのグロブリンであるが、界面活性剤処理した米をアクチナーゼ処理することにより、16 kDaタンパク質が選択的に分解され、低アレルゲン米（ファインライス）の製造が可能となった。ファインライスははじめて特定保健用食品に指定された食品である。

小麦粉に水を加えて練ると、粘弾性のある生地（ドウ）ができる。ドウから水溶性のタンパク質およびデンプンを除いたものがグルテンであり、グリアジンとグルテニンからなる。小麦タンパク質の制限アミノ酸はリシンである。小麦タンパク質は、かまぼこ、ちくわなどの水産練り製品に原料の一部として使

主な植物タンパク質の性質

米：精白米は７～８％のタンパク質を含み、その約80％がオリゼニンと呼ばれるグルテリン。米の胚乳タンパク質の大半はプロテインボディーと呼ばれる顆粒に集積。コメアレルゲンは分子量16,500のグロブリンタンパク質で７個のＳ-Ｓ結合を含む。高い熱安定性を有し、100℃、60分加熱でもアレルゲン活性は消失しない。トリプシン、キモトリプシンなどの消化酵素に対しても高い抵抗性を示す。cDNAが分離され一次構造が決定されているが、それによって推定された二次構造はα-へリックスが少なく、β-ターンが多いユニークなもの。

小麦：小麦は10～13％のタンパク質を含み、その約85％が水に不溶のグリアジンとグルテニン、残りがアルブミンおよびグロブリン。コムギアレルゲンとしてはセリアック病と呼ばれる小麦摂取にともなう身体異常にα-グリアジンの関与が疑われている。米と小麦が共通抗原物質を有する可能性が指摘。

ソバ：ソバアレルゲンは経口摂取だけでなく、気道からの侵入によってもアレルギー反応が起こる。症状が激しく、死亡する場合がある。分子量8,000～9,000の３種のアレルゲンタンパク質が報告され、１種にはトリプシンインヒビター活性が報告。高い熱安定性を示し、100℃、60分の加熱ではアレルゲン活性は低下しない。IgE抗体との反応性が低く症状の激しさと相関しない。分子量約1,600のIgE結合性糖ペプチドが存在し免疫療法における有効性が報告。

トウモロコシ：トウモロコシ粒のタンパク質含量は約10％。胚乳タンパク質はツェインと呼ばれるプロラミンとグルテリンが主成分、残りがアルブミンとグロブリン。ツェインはリシンとトリプトファンの含量が低い。

用されている。これは、その優れた粘弾性や吸水性により製品に弾力を与え、保水性を高めるからである。パンのローフボリューム向上、麺の食感・機械耐性向上にも効果的である。小麦粉製品へのグルテンの増量も行われている。小麦タンパク質にはコレステロール低下効果が、プロテアーゼ分解物にはアンジオテンシンI変換酵素阻害活性が報告されている。

牛乳タンパク質

牛乳のタンパク質含量は約3.5%であり、その80%がカゼインである。カゼインの大部分は牛乳中でカゼインミセルと呼ばれるコロイド粒子を形成し、懸濁分散している。牛乳を20℃でpH 4.6に調整するとカゼインは沈殿し、上清に乳清タンパク質が残る。**乳清タンパク質**は、牛乳タンパク質の20%を占め、その約50%はβ-ラクトグロブリンである。その他、α-ラクトアルブミンや免疫グロブリンを含む。β-ラクトグロブリン、カゼイン、α-ラクトアルブミンが牛乳中の主要アレルゲンである。

カゼインはαs_1、αs_2、β、κの4つの成分を含む。κ-カゼインは糖タンパ

主な牛乳タンパク質の性質

カゼイン：αs_1、αs_2、β、κの4つの成分からなる。いずれもセリンに結合したリンを含むリンタンパク質。牛乳アレルギー患者のIgE陽性率は43%。特定の規則構造を有せず、エピトープは一次構造依存性。T細胞エピトープとB細胞エピトープが完全には一致しない。T細胞エピトープは両親媒性のα-ヘリックス部分に存在する。T細胞エピトープとB細胞エピトープの両方を含むペプチドが強いアレルゲン活性を示す。

α-ラクトアルブミン：乳清中の分子量14,200のタンパク質で、4個のS-S結合を有する。牛乳アレルギー患者のIgE陽性率は41%。構造的に卵白リゾチームと類似。S-S結合を1個切断すると抗体との反応性が約1／100に、すべて切断すると10^{-7}に低下するので、高次構造依存性のエピトープである。N末端から60－90番目のアミノ酸残基が重要。

β-ラクトグロブリン：乳清の約50%を占める分子量18,400のタンパク質。牛乳アレルギー患者におけるIgE陽性率82%。ヒト乳中には類似タンパク質が存在せず異種性が高い。2個のS-S結合を有し、S-S結合のカルボキシメチル化による切断が抗原性を著しく低下させるので、エピトープに立体構造が関与すると思われる。エピトープの大部分が分子表面のβ-ターン部分に存在する。

ク質で、仔ウシの第4胃から得られるレンニンにより1カ所のみ切断され、p-κ-カゼインとグリコマクロペプチドを与える。それによってミセル形成能が失われ、カゼインの凝固（**凝乳**）が起こる。

卵タンパク質

卵の可食部は卵白と卵黄に大別される。卵白では固形成分の90%が卵黄では約30%がタンパク質であり、卵黄固形分の60～65%が脂質である。卵タンパク質は栄養的に優れたタンパク質であり、タンパク価決定の基準タンパク質と考えられた。

卵アレルギーでは、主として卵白がアレルゲン活性を示す。オボアルブミン、オボムコイド、オボトランスフェリン、リゾチーム、オボムチン（分子量数百万から数千万の巨大タンパク質）などにアレルゲン活性が報告されている。卵黄タンパク質はアレルゲンとなりにくいが、アポビテレニン（低密度リポタンパク質を構成するアポタンパク質）およびホスビチン（卵黄特異的リンタンパク質）がアレルゲンとなる場合が報告されている。

卵白の主成分はオボアルブミンで強いアレルゲン活性を示す。オボトランスフェリンは鉄などの金属イオンと結合し、微生物の増殖を抑制する。オボムコイドはトリプシン阻害活性を有する糖タンパク質であり、アレルゲン活性が強い。また、卵白中には溶菌活性を有するリゾチームやビオチンと結合するアビ

卵白タンパク質の性質

オボアルブミン：存在量54%、分子量43,000。強いアレルゲン活性。
オボトランスフェリン：存在量12%、分子量77,770。コンアルブミンとも呼ばれる。Fe、Cu、Mn、Znと結合。
オボムコイド：存在量11%、分子量28,000。
オボグロブリンG_2：存在量4%、分子量49,000。
オボグロブリンG_3：存在量4%、分子量49,000。
オボムチン：存在量3.5%。
リゾチーム：存在量3.4%、分子量14,307。細胞壁溶解活性。
オボインヒビター：存在量1.5%、分子量49,000。トリプシン、キモトリプシン、ズブチリシン、エラスターゼなどのプロテアーゼ阻害活性。
アビジン：ビオチンと結合して活性を阻害。

ジンなどの機能性タンパク質が存在する。卵白タンパク質の起泡性、凝固性、ゲル形成能などは食品加工素材として重要な機能特性である。

卵黄には胚発生に必要な栄養分が貯えられているが、その主要成分は低密度リポタンパク質（65%）、高密度リポタンパク質（リポビテリン、16%）、リベチン（10%）、ホスビチン（４%）などである。ホスビチンはセリン含量が異常に高く、そのほとんどはリン酸化されている。卵黄タンパク質はほとんどアレルゲン活性を示さないので、固ゆでの卵の黄身は卵アレルギー患者の多くに投与可能である。

オボムコイドの構造

トリプシン阻害活性を有する糖タンパク質で卵の主要アレルゲンである。極めて類似した構造の３つのドメインを持ち、各ドメインに３個のＳ-Ｓ結合が存在。糖鎖の結合はドメインⅠとⅡは２カ所、Ⅲは０か１カ所である。各ドメインは *Staphylococcus* V8プロテアーゼ処理あるいはCNBr処理で分離可能。各ドメインともアレルギー患者の血清IgEと弱い反応性しか示さないが、混合すると反応性が増加。モノクローナル抗体はいずれのドメインとも反応し、共通に認識されるエピトープの存在が推察。還元カルボキシメチル化による立体構造の破壊により抗体との反応性が消失。高次構造依存性のエピトープであると考えられる。100℃、30分の加熱では抗体との反応性は低下せず、60分で低下が確認され、90分で完全に消失。ペプシン分解ではかなり分解が進んでも抗原性が残存。Ｓ-Ｓ結合や糖鎖によりエピトープ構造が安定化されている可能性がある。糖鎖を有するドメインⅢは抗体との反応性が高く、有しないと低いので、糖鎖が反応性を調節している可能性がある。糖鎖を有するペプチド断片のみが抗原性を示し、糖鎖は加熱処理やペプシン消化に対する抵抗性を付与するものと思われる。免疫原性（特異的IgE誘導能）は抗原性（抗体との反応性）と比べペプシン処理および加熱処理により低下しやすい。

食肉タンパク質

牛肉、豚肉、鶏肉などを指し、通常動物体の骨格筋がその対象となる。食肉は脂身のない部分で約20%のタンパク質を含み、必須アミノ酸が豊富な良質タンパク質である。骨格筋タンパク質はそれらの存在部位と溶解性に基づき、筋原繊維タンパク質、筋形質（筋漿）タンパク質、肉基質（結合組織）タンパク質（約20%）に大別される。家畜を屠殺して一定時間経過すると筋肉は死後硬直を示す。これはミオシンとアクチンが硬直複合体を形成し、筋収縮状態をとるためである。死後硬直した筋肉は非常に固く、保水性が悪いが、一定期間冷蔵すると肉質軟化、保水性向上、アミノ酸などの呈味成分増加によるうま味の向上が起こる。これを食肉の熟成と呼ぶが、熟成に必要な期間は動物の種類により異なり、5℃で保存した場合鶏肉で0.5～１日、豚肉で４～６日、牛肉で８～10日を要する。熟成期間の短縮を目的として、プロテアーゼの注入が行われ、低温プロテアーゼの検索が実施されている。

食肉骨格筋タンパク質

筋原繊維タンパク質：50～60％。筋原繊維タンパク質は筋肉の収縮と弛緩に関わるものであり、ミオシン（55％）、アクチン（20％）、トロポミオシン（５％）、トロポニン（５％）、ι-アクチニン（３％）などからなる。
筋形質（筋漿）タンパク質：約30％。
肉基質（結合組織）タンパク質：約20％。

魚肉タンパク質

魚肉も約20％の良質タンパク質を含む。畜肉より結合組織タンパク質が少ない(２～４％)ので肉質が軟らかい。魚肉タンパク質は不安定で変性しやすく、主要構成タンパク質であるアクチンやミオシンは凍結変性を受ける。糖類（グルコース、ガラクトースなど)、アミノ酸類（グルタミン酸、アスパラギン酸、リシンなど)、有機酸（乳酸、マレイン酸、リンゴ酸など）は凍結変性抑制作用があるので、冷凍すり身製造に利用される。魚肉タンパク質のゲル形成能を利用した食品としてかまぼこなどの練り製品がある。

魚肉タンパク質は消化性がよくアレルギーの原因にはなりにくいので、離乳食に適している。ノルウェーの缶詰工場でタラアレルギーが発生し、アレルゲンタンパク質が報告されているが、これは工場内に分散した飛沫中のタンパク質が気道から侵入して発生したもので、通常の食物アレルギーとは異なる。古い魚を食べた場合、アミノ酸の１つであるヒスチジンがヒスタミンに変化しているとじんま疹が起こる。これも通常の食物アレルギーとは分けて考えられており、この場合のヒスタミンを仮性アレルゲンと呼ぶ。エビ、カニは食物アレルギーを引き起こし、エビアレルゲンが報告されている。

魚介類のアレルゲン

アレルゲンM：タラ由来のアレルゲンタンパク質。魚類、両生類、は虫類などの筋肉に存在するparvalbumin属の分子量12,328、等電点4.75のタンパク質。3個のドメイン（AB、CD、EF）からなり、ドメインCDおよびEFはCa結合能を有する。アレルゲン活性は一次構造依存性で、トリプシン処理によりTM 1（AB－CD）とTM 2（EF）の2つに分離。TM 1とTM 2のエピトープ構造に共通性があり、各ドメインの接合部位にエピトープが存在。AB-CD間はLeu-Asp-Ala-Phe-Ser-Ala-Asp、CD－EF間はLeu-Ile-Ala-Phe-Ala-Ala-Aspである。CDドメイン中にはAsp-Glu-Asp-LysまたはAsp-Glu－Leu-Lysが6残基のアミノ酸をはさんで存在。

エビアレルゲン：2種類のタンパク質が報告されている。Antigen Ⅰは分子量20,519、等電点4.7～5.0のタンパク質で、熱安定性が低い。一方、Antigen Ⅱは分子量38,300、等電点5.4～5.8のタンパク質で、熱安定性が高い。

第5章　脂質のはたらき

脂質の定義と分類

脂質の大部分は炭素、水素、酸素からなるが、リン、窒素、イオウを含むものもある。その定義として1)水に溶けず、油脂溶剤（エーテル、石油エーテル、クロロホルム、熱アルコールベンゼン、四塩化炭素、アセトンなど）に溶けること、2)脂肪酸エステルないし脂肪酸エステルになりうること、3)生体により利用しうることなどがあげられる。しかし、例外もあるので注意すること。レシチンは幾分水に溶け、アセトンに不溶である。また、スフィンゴミエリンやセレブロシドのような複合脂質はエーテルに溶けない。

脂質は**単純脂質、複合脂質、誘導脂質、天然脂質関連物質**の4つに大別されている。単純脂質は脂肪酸とアルコール類のエステルであり、複合脂質は単純脂質の一部がリン酸、糖、アミノ酸などの極性基で置換されたものである。誘導脂質は単純脂質および複合脂質の分解物で、天然脂質関連物質には脂溶性ビタミン類やステロイドが含まれる。

日本では脂肪は油脂と呼ばれることが多いが、常温で液体のものを油、固体のものを脂と呼ぶ。しかし、パーム核油のように融点が25～30℃のものは日本では固体脂であるが、南方では液体油となるので、この区別はあいまいである。食品化学において重要な脂質はカロリー源となる脂肪と食品の変敗の原因となりやすい複合脂質である。また、脂肪の主要構成成分である脂肪酸および微量ではあるが重要な生体調節機能を有する脂溶性ビタミン類について十分の知識

脂質の分類

単純脂質：脂肪酸とアルコール類のエステル。脂肪（中性脂質）は脂肪酸とグリセロールのエステル、ロウは脂肪酸と長鎖アルコールのエステル。
複合脂質：単純脂質の一部がリン酸、糖、アミノ酸などの極性基で置換されたもの。リン脂質、糖脂質、リポタンパク質。
誘導脂質：単純脂質および複合脂質の分解物。脂肪酸、アルコール、炭化水素。
天然脂質関連物質：トコフェロール、ビタミンK、ステロイド。

を得る必要がある。

リン脂質

リン脂質はリンを含む複合脂質を指す。概してクロロホルム、メタノールに溶けやすく、水、アセトンに溶けにくい。

レシチンは卵黄からはじめて分離されたリン脂質で、**ホスファチジルコリン**(PC)とも呼ばれる。卵黄および大豆レシチンが主として利用されている。グリセロールの１位と２位に脂肪酸が､3位にリン酸基を介してコリン塩基が結合したもので、必須脂肪酸、リンおよび神経伝達物質であるコリンの給源となる。乳化性、湿潤性、抗酸化性を有しており、脳神経、肝臓、血液などの代謝と機能にも関与する。血清脂質改善（コレステロール･中性脂質レベルの低下)、動脈硬化予防（HDL-コレステロールレベルの上昇)、肝機能改善などの生理機能が報告されている。また、消化可能な天然界面活性剤として広く食品に利用されている。HDLは high density lipoprotein の略号で、HDL-コレステロールのレベルが高いヒトは動脈硬化性疾患の罹患率が低いことから善玉コレステロールと呼ばれている。

ケファリンは脳からはじめて分離されたリン脂質で、**ホスファチジルエタノールアミン**(PE)を主成分とし、**ホスファチジルセリン**(PS)および**ホスファチジルイノシトール**(PI)を含む。PEは乳化性、抗酸化性を有するが、調製が難しいので、単独で食品加工に用いることはない。脳神経、肝臓、血液などの代謝と機能に関係し、血液の凝固を促進する。PSはPEと同様の性質を有し、血液の凝固、赤血球の陽イオン輸送、組織の酵素活性などを促進する。PIにはさらにリン酸基がついたジホスホイノシチド、トリホスホイノシチドが存在する。血液の凝固阻止、赤血球膜の透過促進、ミトコンドリアの収縮促進などの作用がある。

プラズマローゲンはふつうのグリセロリン脂質（エステル型）のC-1のアシル基がアルケニルもしくはアルキル基で置換された構造（エーテル型）を持つ。脳や心臓の代謝と機能に関係する。**ホスファチジン酸**はジアシルグリセロールリン酸エステルで、リン脂質合成の前駆体である。生体膜のイオン透過に関係する。**スフィンゴミエリン**はスフィンゴシンを含むスフィンゴ脂質の一種で、脳から分離されたセラミドとリン酸コリンの結合体である。脳、神経系の代謝と機能に関係する。

糖脂質

セレブロシドは糖とスフィンゴシンを含み、脳からはじめて分離された。セラミドとヘキソースの結合体で、グルコースを含むグルコシルセラミドは生物界に広く存在し、ガングリオシドの前駆体として脳のはたらきに関わると考えられている。ガラクトシルセラミドは脳、神経系に多く存在する。ガングリオシドセラミドと複合少糖の結合体。複合少糖は中性糖（ヘキソース）、塩基性糖（ヘキソサミン）、酸性糖（シアル酸）がさまざまな組合せで結合している。

リポタンパク質

リポタンパク質は脂質とタンパク質の結合体であるが、通常血漿もしくは血清中のリポタンパク質を意味する。血漿脂質の主なものは、コレステロール（エステル型と遊離型）、リン脂質、中性脂肪（モノ、ジ、トリアシルグリセロール）、遊離脂肪酸などであり、遊離脂肪酸以外はリポタンパク質として存在する。

誘導脂質

誘導脂質は単純脂質および複合脂質の加水分解物で、有機溶媒に溶け、水に不溶な成分である。**脂肪酸**は誘導脂質中最も重要な物質である。食品化学において油脂は極めて重要な位置を占めるが、脂肪酸はその主要構成成分であり、油の分子の90%を占める。誘導脂質の多くは脂質の加水分解により生じるが、脂肪酸は油脂の主要成分であるグリセリドの加水分解により生じる。

天然に存在する脂肪酸は一般に直鎖の脂肪族カルボン酸RCOOHであるが、２個のカルボキシル基を持つ二塩基酸や側鎖、水酸基、ケトン基などを有するものもある。天然脂質中の脂肪酸の多くは偶数個の炭素を持つが、奇数個のものも見いだされる。

アルコールには脂肪族アルコール、カロテノイドアルコール、ステロール、ビタミンD、イノシトールなどが属する。イノシトールはホスファチジルイノシトールの糖成分であり、脂質として分類されることは少ない。

炭化水素には、脂肪族飽和炭化水素、カロテノイド、スクワレンなどがある。スクワレンはコレステロール生合成の中間体で、深海性のサメの肝油に多い。

天然脂質関連物質

トコフェロール類およびビタミンKは脂溶性ビタミンに属する食品成分である。トコフェロール類には、側鎖に二重結合を持たないトコフェロールと3個の2重結合を有するトコトリエノールがあり、それぞれα、β、γ、δの4種の化合物が存在する。

ステロイドはステロイド核、すなわちシクロペンタノペルヒドロフェナントレン炭素骨格を持つ化合物の総称である。ステロール類、胆汁酸、ステロイドホルモン類、ビタミンD、強心配糖体に分類される。**コレステロール**は脊椎動物の組織内に見いだされる主要なステロールであり、胆石の主成分として発見された。コレステロールが腸内細菌により還元されるとコプロステロールとなり、糞便中に見いだされる。7-デヒドロコレステロールは紫外線によりビタミンD_3に、エルゴステロールはD_2に変化するプロビタミンである。胆汁酸は胆汁中に存在する一種のステロールであり、側鎖にカルボキシル基を有する。胆汁酸塩は強い界面活性作用を有し、油脂を乳化してリパーゼの作用を助ける。ステロイドホルモンには女性ホルモン（プロゲステロン、エストロン、エストラジオール、エストリオール）、男性ホルモン（テストステロン、アンドロステロン）、副腎皮質ホルモン（コルチゾール、コルチステロン）などがある。

その他、溶血作用を持つサポニン、強心剤のジギタリスなどもある。サポニンは植物配糖体の1種で、強い苦味や渋味を有する。甘草のグリチルリチンや朝鮮人参のジンセノサイドなどがある。大豆サポニンには抗ウイルス活性、血清トリグリセリド低下効果、血小板凝集抑制効果などが報告されている。

脂質の消化と吸収

食物中の脂質の大部分は**トリアシルグリセロール**（TG）である。膵臓リパーゼは、TGの1と3位の脂肪酸のエステル結合を分解して、脂肪酸と2-モノアシルグリセロールにする。TGの一部は、完全にグリセロールまで分解されて吸収され、一部は全く分解されずに吸収される。

胆汁酸は、１日に20～30 g が肝臓で合成され、胆嚢に蓄積され、食事に際して放出される。Na^+、K^+と結合して胆汁酸塩となり、2‐モノアシルグリセロール、脂肪酸、グリセロール、コレステロール、レシチンなどと**ミセル**と呼ばれる小脂肪球を形成する。ミセルは、腸絨毛の刷子縁の表面を通過し、吸収細胞の表面で壊れて吸収される。胆汁酸塩の90％は回腸で能動的に吸収され、門脈を経由して肝臓に戻り、再利用される。これを**腸肝循環**という。残りの10％は大腸に入り、一部の胆汁酸は腸内細菌によりがんプロモーター活性を有するデオキシコール酸などの二次胆汁酸に変換され、吸収される。1日に約500 mg の胆汁酸が糞便中に排出されるが、これはコレステロールの排泄経路として重要である。

腸の粘膜細胞では、2‐モノアシルグリセロールは脂肪酸と結合してTGとなり、コレステロール、レシチン、リポタンパク質とともにキロミクロンと呼ばれる小球を形成してリンパ管に入る。キロミクロンの一部は血管系を経由して各組織に脂肪を運ぶが、一部は肝臓で脂肪酸とグリセロールに分解された後、新たにTGが合成され、各組織に輸送される。このとき、タンパク質、リン脂質、コレステロールとともに、超低密度リポタンパク質（VLDL）が形成され、血管を経由して輸送される

中鎖脂肪酸は、小腸粘膜で吸収される際にキロミクロンを形成せず、遊離脂肪酸の形で直接門脈から肝臓に入る。

食用油脂の脂肪酸組成

食用油脂の生理機能はその脂肪酸組成に強く依存している。動物油脂は飽和脂肪酸とオレイン酸（18：1n－9）の含量が高く、魚油はエイコサペンタエン酸（EPA、20：5n－3）やドコサヘキサエン酸（DHA、22：6n－3）のような高度不飽和脂肪酸を多く含んでいる。植物油はリノール酸（18：2n－6）に富むものが多いが、あまに油、しそ油、えごま油はα‐リノレン酸（18：3n－3）を多く含み、月見草油はγ‐リノレン酸（18：3n－6）を多く含んでいる。飽和脂肪酸は血清コレステロールレベルを上昇させるが、二重結合を２個以上有する不飽和脂肪酸はコレステロール低下効果を発現する。リノール酸はⅠ型アレルギーを促進するが、α‐およびγ‐リノレン酸、EPA、DHAは抑制効果を示す。

このように、脂肪酸組成の違いにより全く異なる生理作用が発現するので、食用油脂の脂肪酸組成を知ることが重要である。

在来種のなたね油は炭素数22のモノエン酸であるエルカ酸を約45%含んでおり、多量に摂取すると心臓障害が起こることが知られている。そこで、エルカ酸含量の低い品種が育成され、カノーラ油として市販されている。カノーラ油はオレイン酸含量が高く、オレイン含量が高く(62.7%)、リノール酸(19.9%)とα-リノレン酸(8.1%)にも富んでおり、飽和脂肪酸含量が低いのが特徴である。

主な油脂の脂肪酸組成

	12:0	14:0	16:0	18:0	18:1 (n-9)	18:2 (n-6)	18:3 (n-3)	20:5 (n-3)	22:6 (n-3)
大豆油			12	4	25	51	8		
なたね油			6	1	54	24	11		
トウモロコシ油			12	2	29	58			
綿実油			27	3	17	52			
米ぬか油			29	4	50	17			
ひまわり油			6	3	27	64			
あまに油			6	4	22	15	52		
オリーブ油			6	4	83	7			
パーム油		1	46	5	42	7			
パーム核油	47	14	9	1	19	1			
カカオ脂			27	33	35	3			
牛脂		4	30	25	36	1			
豚脂		1	28	15	42	9	2		
人体脂		3	23	4	45	10	1		
牛乳脂	3	8	30	12	25	2	1		
人乳脂	8	9	23	8	34	8			
イワシ油		7	16	4	17	3	1	10	9
タラ肝油		2	11	4	24	2	1	8	4

食用油脂の分析

食用油脂の脂肪酸組成は油脂の物理化学的性質にも大きな影響を及ぼす。油脂加工・調理における酸化安定性はその不飽和脂肪酸の含量および内容に依存している。油脂の物理化学的性質を明らかにするため種々の分析法が行われており、**ケン化価**から脂肪酸の平均分子量を知ることができる。また、**ヨウ素価**から脂肪酸の不飽和度を推測することができ、油脂の酸化のされやすさが分かる。一方、**過酸化物価**と**カルボニル価**はすでに起こった油脂の酸化の程度を表している。

食用油脂の融点および凝固点は不飽和度が高い油脂程高くなり、常温では液体の油になる。動物脂肪は飽和脂肪酸とモノ不飽和脂肪酸主体であるので、常温では固体である。しかし、魚油は多価不飽和脂肪酸を含むので融点・凝固点が低い。リノールに富む植物油は常温では液体である。ヨウ素は不飽和度の高いものほど高い価を示す。アマニ油はα-リノレン酸に富むのでヨウ素価が高く、イワシ油やタラ肝油はEPAおよびDHA含量が高いためヨウ素価が高い。トコフェロールは抗酸化活性を有する脂溶性ビタミンであり、このレベルが高い油脂は酸化されにくい。植物油はトコフェロール含量が高いものが多いが、精製されたものでは含量が低下しているので酸化されやすくなる。動物脂肪のトコフェロール含量は低いが、動物脂肪は酸化を受けにくい油脂である。

油脂の分析

ケン化価:油脂をアルカリ性アルコール中で加熱するとグリセリンと脂肪酸のアルカリ塩（石鹼）を生じる。これをケン化という。ケン化価は油脂1gをケン化するのに必要なKOHのmg数。これを用いて構成脂肪酸の平均分子量を求めることができる。ケン化されない成分を不ケン化物と呼ぶ。

ヨウ素価：試料100gに反応するヨウ素のg数。構成脂肪酸の不飽和度の指標。ヨウ素価120以上の乾性油は薄く塗布して空気中に放置すると自動酸化により酸化重合して乾燥皮膜を作る。半乾性油のヨウ素価は90～120、不乾性油は90以下。

ライヘルトマイスル価:油脂中の水溶揮発性脂肪酸の量。通常の油脂にはほとんど存在しない。バターのライヘルトマイスル価は21～36であるが、人乳脂では1.4～3.4にすぎず、バターの偽和鑑定指標の1つとして利用。

酸価：油脂1g中の遊離脂肪酸を中和するのに要するKOHのmg数。精製食用油脂では0.3以下。

過酸化物価：油脂中の過酸化物の量。試料1kg中の活性酸素のmeq数で表す。新鮮食用油では2以下。

カルボニル価：その測定法に基づきチオバルビツール酸価（TBA価）と呼ばれる。油脂の酸敗、劣化の指標で、自動酸化の二次産物であるカルボニル化合物の量を示す。脂質の酸化に関連する数値は食用脂質の酸化のされやすさを表すとともに、使用した油脂の酸化の程度を知る上で重要。

主な油脂の特徴

食用油脂	融点・凝固点（℃）	ケン化価	ヨウ素価	不ケン化物（%）	総トコフェロール値（mg ／100 g）
大豆油	－８～－７	188～196	114～138	0.2～0.5	125～280
なたね油	－12～０	167～190	94～117	0.5～1.2	55
トウモロコシ油	－15～－10	187～198	88～147	0.8～2.9	90～290
綿実油	－６～４	189～199	88～121	0.4～1.6	83～120
米ぬか油	－10～－５	179～196	99～103	3.0～5.0	91～100
ひまわり油	－18～－16	186～194	113～146	0.3～1.2	67
あまに油	－27～－18	187～197	168～190	0.5～0.9	113
オリーブ油	０～６	185～197	75～90	0.5～1.4	３～30
パーム油	27～50	196～210	43～60	0.2～1.0	３～56
パーム核油	25～30	240～257	12～20	0.2～4.5	0.4
カカオ脂	32～39	189～202	29～38	0.3～2.0	
牛脂	35～50	190～202	25～60	0.1～0.3	
豚脂	28～48	193～202	46～70	0.1～0.4	0.2～2.7
人体脂	15～22	192～200	59～73	0.3～0.4	
牛乳脂	28～33	210～245	25～47	0.3～0.5	
人乳脂	30～32	205～209	36～47		
イワシ油		188～205	163～195	0.6～2.4	
タラ肝油		175～191	143～205	0.6～4.5	36

脂肪酸の分類

脂肪酸は**飽和脂肪酸**と不飽和脂肪酸に大別される。飽和脂肪酸は分子内に二重結合を持たないので、水素添加やハロゲン化を受けない。飽和脂肪酸はさらに炭素数により、**短鎖脂肪酸**（SCFA）、**中鎖脂肪酸**（MCFA）、**長鎖脂肪酸**（LCFA）に分類される。MCFAより構成されるトリグリセリドはLCFAよりなるトリグリセリドより吸収・代謝速度が早く、血中のコレステロールおよびトリグリセリドレベルを上昇させないので、高脂血症患者の経口栄養剤として優れている。

不飽和脂肪酸は二重結合の数により、モノエン酸、ジエン酸、トリエン酸などと呼ばれる。２個以上の二重結合を有するものはポリエン酸あるいは**多価不飽和脂肪酸**（PUFA）と呼ばれる。また、４個以上の二重結合を有するものを高度不飽和脂肪酸と呼ぶ。

室温で固体である脂肪酸を固体脂肪酸、液体である脂肪酸を液体脂肪酸と呼ぶ。また、水蒸気蒸留により容易に溶出する炭素数10以下の脂肪酸を揮発性脂肪酸と呼ぶ。

脂肪酸の命名法

飽和脂肪酸はアルカンの-eをとり-oic acidをつける（C4：butane → butanoic acid、C6：hexane → hexanoic acid、C8：octane → octanoic acid、C10：decane → decanoic acid）。不飽和脂肪酸は2重結合が1個の場合アルケンの-eをとり-oic acidをつける（C4：butane → butene → butenoic acid、C18：octadecane → octadecene → octacecenoic acid、oleic acid）。2重結合の位置の示し方は末端のカルボキシル基から数える（linoleic acid：9, 12-octadecadienoic acid、linolenic acid：9, 12, 15-octadecatrienoic acid）。

脂肪酸の構造

飽和脂肪酸では直鎖上のアルキル鎖の末端にカルボキシル基が存在する。アルキル鎖は脂溶性であり、カルボキシル基は水溶性である。不飽和脂肪酸ではアルキル鎖に二重結合が挿入されている。

同一分子式の脂肪酸でも構造が異なると物理的、化学的性質が異なる。**構造異性**には単純構造異性、位置異性、幾何異性がある。単純構造異性ではアルキル鎖の枝分かれが生じる。

位置異性では二重結合の位置による違いが重要である。脂肪酸のカルボキシル基の反対側の末端はメチル基であるが、メチル基から数えて何番目の炭素原子に最初の二重結合が入るかでn-３、n-６、n-９の不飽和脂肪酸に分類される。生体内では脂肪酸炭素数２個単位で鎖の長さが延長され、二重結合が追加されるが、この基本構造は変らずn-３系列のα-リノレン酸から同じ基本構造を有するエイコサペンタエン酸（EPA）やドコサヘキサエン酸（DHA）が生じる。同様にn-６系列のリノール酸からγ-リノレン酸やアラキドン酸が合成されるが、他の系列の脂肪酸が合成されることはない。どの系列に属するかで全く生理機能が異なるので、位置異性の存在は重要である。

幾何異性はシス-トランス異性といわれ、不飽和脂肪酸の物理化学的性質に大きな影響を与え、生理機能にも影響するので重要である。天然の脂肪酸はシス型の配置を取っているが、食品加工の過程でトランス型の脂肪酸が生成し、脂肪酸の機能が変化することが問題視されている。トランス型脂肪酸は飽和脂肪酸と良く似た性質と生理機能を有し、血清コレステロールレベルを上昇させる。

構造異性の分類

単純構造異性：鎖形異性。炭素原子の配列が異なるもの（例：吉草酸$CH_3(CH_2)_3COOH$とイソ吉草酸（$(CH_3)_2CHCH_2COOH$）。

位置異性：二重、三重結合、水酸基の位置などによる異性（例：オレイン酸 9-octadecenoic acid とペトロセリン酸6- octadecenoic acid）。

幾何異性：シス-トランス異性。天然脂肪酸はほとんどシス型。トランス型のエライジン酸はオレイン酸に稀亜硝酸を加えて放置すると生じる。融点は一般にトランス型が高く、オレイン酸の13.4もしくは16.3℃ に対し、エライジン酸は43.7℃。不飽和脂肪酸の幾何異性体の数は2重結合の数がｎ個の場合2^n個存在する。トランス型はシス型より構造的に安定。マーガリン製造などの食品加工の過程でトランス型脂肪酸が生成する。

シス型とトランス型

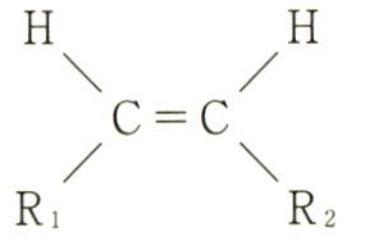 シス型　R_1、R_2はアルキル鎖	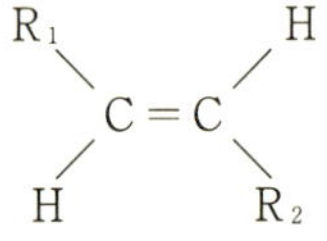 トランス型

炭素が単結合している場合には自由に回転することができるが、２本の腕で２重結合すると自由に回転することができなくなり、シス-トランス異性が生じる。２重結合の同じ側に水素原子もしくはアルキル鎖が位置する場合をシス型、反対側に位置する場合をトランス型という。不飽和脂肪酸は通常シス型の配置を取るが、そうなると直鎖状の構造を取ることができなくなり、折れ曲がりが生じる。２重結合の数が増えるほど折れ曲がりの程度が大きくなる。直鎖状の飽和脂肪酸は分子が結晶状に配列して固体になりやすいが、折れ曲がりの大きい不飽和脂肪酸は結晶構造を取り難いため液体の状態で存在することになり。また、リン脂質に取り込まれて細胞膜を形成する場合も膜の構造が柔らかくなり、膜の流動性を高める。トランス型脂肪酸は飽和脂肪酸とよく似た性質を示す。

脂肪酸の物理的性質

脂肪酸の物理的性質は炭素数に依存する。炭素数、すなわち分子量が大きくなるにつれ水溶性が低くなり、揮発しにくくなる。低分子の短鎖脂肪酸は水溶性が高く、揮発性で匂いが強い。カルボキシル基の存在は水溶性を与えるが、疎水性のアルキル鎖が長くなると水に溶けにくくなる。脂肪酸は水溶性のカルボキシル基と不溶性のアルキル基をもつので、水と油の両方に親和性を有する界面活性剤としてはたらく。細胞膜を構成するリン脂質は２個の脂肪酸がグリセロールにカルボキシル基を用いて結合しているため脂肪酸の水溶性がなくなっているが、末端のリン酸基が水と親和性があるので、リン酸エステル部分が外側に、脂肪酸エステル部分が内側に配意した脂質二重膜を形成する。脂肪

脂肪酸の物理的性質

融点：炭素数が増えると高くなる。炭素数が奇数の脂肪酸の融点は炭素が1つ少ない偶数脂肪酸より融点が低い。二重結合の数が増えると融点が低下。共役酸、トランス酸、三重結合を有する脂肪酸は融点が高い。シス型では二重結合の位置がCOOH基から離れるにつれ融点が下がるが、トランス型ではこの傾向は認められない。脂肪酸のメチル化あるいはエチル化により融点が低下。

凝固点：純粋脂肪酸および単一グリセリドの凝固点は融点と一致するが、混合脂肪酸および油脂では一致しない。混合脂肪酸の凝固点をtiterと呼び、油脂の品質評価に利用。

溶解性：カルボキシル基COOHは極性基で親水性であり、アルキル基Rは非極性基で疎水性である。酪酸のような低級脂肪酸は水溶性が高く弱酸性を示すが、炭素数の増加にともない水溶性が低下する。ステアリン酸の溶解度は0.5 mg／100 g H_2O at 60℃ であるが、脂肪酸への水の溶解度はこれより大きく、H_2O 900mg／100 g ステアリン酸 at 68℃ である。脂肪酸を加温、加圧すると水の溶解度が上昇。

沸点：炭素数の増加にともない上昇。二重結合の有無はあまり影響しない。遊離脂肪酸は水素結合により二量体を形成するが、エステル化により二量体形成ができなくなるので沸点が下がる。脂肪酸の蒸留はメチルもしくはエチルエステル化後行う（ステアリン酸：183℃ at 1 mmHg、ステアリン酸メチル：155℃ at 1mm Hg）。

比重：分子量が小さく、不飽和なものほど大きい。水酸基があると大きくなる。

屈折率：分子量および不飽和度が増すにつれ増大。低級脂肪酸を多く含むバター脂は屈折率が低い。屈折率は不飽和脂肪酸の不飽和度指標であるヨウ素価とある程度の相関があるので、水素添加の際、水添の程度を知る簡便法として用いる。

分光学的性質：紫外部および赤外部に特有の吸収スペクトルを持つので、脂肪酸の定性、定量、構造解析に利用。飽和酸および非共役酸は220 nm以下に吸収を持ち、共役ジエン酸は233 nmに、トリエン酸は268 nmに、テトラエン酸は315 nmに主吸収極大を示す。非共役脂肪酸はアルカリ異性化法により共役化して定量することができる。赤外線吸収スペクトルは脂肪酸の構造決定に利用。不飽和結合の有無、側鎖脂肪酸の分岐構造、エーテル結合、過酸化物など特殊原子団の検出に利用される。

酸は界面活性剤としてはたらくので、脂質二重膜を破壊して細胞毒性を示す。

二重結合の数、すなわち不飽和度は物理的性質に大きく影響する。２重結合が増えると鎖の折れ曲がりが大きくなるので結晶構造を取りにくくなり、融点が低下する。また紫外線を吸収する波長が長波長側に移行する。細胞膜リン脂質の不飽和度が大きくなると膜の流動性が上昇し、膜タンパク質が移動しやすくなり、細胞膜経由の信号伝達に大きく影響する。食用油脂の脂肪酸組成は膜リン脂質の脂肪酸組成に影響を及ぼすことにより体調調節機能を発現する。

脂肪酸の化学的性質

脂肪酸の化学的性質の大部分はカルボキシル基に依存している。苛性ソーダと反応するとアルカリ塩の石鹸ができ、アルコールと反応してエステルを作る。グリセリンに３個の脂肪酸がエステル結合したものが中性脂肪である。

もう１つの反応性部分は二重結合である。二重結合に水素を添加すると不飽和度が下がり、固まりやすく、おいしくなる。そこで、不飽和度の高い植物油

脂肪酸の化学的性質

アルカリ金属塩の形成：R-COOH＋NaOH→R-COONa＋H_2O。台所廃油からの石鹸の製造がこれに当たる。

エステル化反応：アルコールとの反応（R-COOH＋R'OH→R-COOR'＋H_2O）では、硫酸、塩酸などを触媒として利用する。ジアゾメタン法（R-COOH＋CH_2N_2→R-$COOCH_3$＋N_2）を用いたエステル化も行われている。一般に、脂肪酸エステルは中性では熱に対して安定である。

ハロゲン化：不飽和脂肪酸の二重結合にはハロゲン原子が結合するが、その際トランス付加が起こる。

水素添加：不飽和脂肪酸の二重結合に水素を添加することにより、飽和脂肪酸が生じる。マーガリン、ショートニングオイルなどの硬化油の製造に利用されている。白金、パラジウム、ニッケル、銅などの触媒下で水素を吹き込むことにより行われる。飽和脂肪酸が多いと食味が悪く、血清コレステロールを上昇させるので、選択的水素添加（selective hydrogenation）によるポリエン酸、モノエン酸の生成が行われている。天然の脂質は、シス型の構造を有しているが、水素添加の過程でトランス型の不飽和脂肪酸が生成することが知られている。トランス型の不飽和脂肪酸は、飽和脂肪酸に類似した性質を示し、血清コレステロールを上昇させるなどの生理機能を発現するとされている。

の水素添加によりマーガリンを製造し、バターの代用品として利用している。

飽和脂肪酸

飽和脂肪酸はその鎖長により、炭素数６個以下の短鎖脂肪酸、８個および10個の中鎖脂肪酸、12個以上の長鎖脂肪酸に分類される。**短鎖脂肪酸**は食物繊維やオリゴ糖が腸内細菌により分解されて生じる炭素数の少ない脂肪酸で、揮発性が高いため揮発性脂肪酸とも呼ばれる。動植物の体内で合成される脂肪酸は偶数の炭素数をもつが、糖の分解によって生じる短鎖脂肪酸には奇数の炭素数を有するものも存在する。酢酸、プロピオン酸、酢酸などの短鎖脂肪酸は、大腸の pH を酸性側に導き、ビフィズス菌や乳酸菌などの有用菌の増殖を促し、ウェルシュ菌やクロストリジウム菌などの腐敗菌の増殖を抑制して整腸効果を示す。

飽和脂肪酸の所在と性質

Ａ）短鎖脂肪酸

酢酸（Acetic acid、CH_3COOH）食物繊維が腸内細菌により分解され、大腸内で生成。

プロピオン酸（Propionic acid、CH_3CH_2COOH）食物繊維が腸内細菌により分解され、大腸内で生成する。整腸作用を有する。

酪酸（Butyric acid、$CH_3(CH_2)_2COOH$）バター中に存在。食物繊維が腸内細菌により分解され、大腸内で生成する。細菌類および動物細胞の増殖を抑制する効果が強い。がん細胞に分化機能を誘導する。整腸作用を有する。

カプロン酸（Caproic acid、$CH_3(CH_2)_4COOH$）バター、ヤシ油中に存在。

Ｂ）中鎖脂肪酸

カプリル酸（Caprylic acid、$CH_3(CH_2)_6COOH$）バター、ヤシ油中に存在。

カプリン酸（Capric acid、$CH_3(CH_2)_8COOH$）バター、ヤシ油、鯨脳油中に存在。

Ｃ）長鎖脂肪酸

ラウリン酸（Lauric acid、$CH_3(CH_2)_{10}COOH$）ヤシ油中に存在。

ミリスチン酸（Myristic acid、$CH_3(CH_2)_{12}COOH$）一般動植物油中に存在。

パルミチン酸（Palmitic acid、$CH_3(CH_2)_{14}COOH$）一般動植物油中に存在。

ステアリン酸（Stearic acid、$CH_3(CH_2)_{16}COOH$）一般動植物油中に存在。不飽和化反応によりオレイン酸が生成。

アラキジン酸（Arachidic acid、$CH_3(CH_2)_{18}COOH$）落花生油、魚油中に存在。

また、腸のぜん動運動を促進して便秘予防するとともに、便の腸内滞留時間を短縮して発がん物質の腸内での生成を抑制するなどの生理機能を有している。

中鎖脂肪は**中鎖脂肪酸**を構成成分として有するトリグリセリドである。中鎖脂肪酸は長鎖脂肪酸より容易に腸管から吸収されるので、肝機能の低下による胆汁酸の合成低下や膵臓リパーゼの分泌低下などにより脂質の消化吸収能が低下している場合のエネルギー源として有効である。

不飽和脂肪酸

不飽和脂肪酸は２重結合を有する脂肪酸であり、二重結合の位置によりｎ-３、ｎ-６、ｎ-９などの系列に分類される。モノ不飽和脂肪酸の代表はｎ-９系列のオレイン酸（18：1ｎ-９）であり、動物体内で飽和脂肪酸から合成される。二重結合を持たない飽和脂肪酸は血清コレステロールレベルを上昇させ、高脂血症をもたらすが、オレイン酸はその上昇を抑制する。

脂肪酸はアセチルCoAを出発物質として極めて特徴的な炭素鎖の伸長反応と二重結合の導入反応により生合成される。伸長反応では、炭素数３個のマロニルCoAが脱炭酸されるとともに、２個の炭素をカルボキシル末端に付与するので、合成された脂肪酸の炭素数は常に偶数となる。この伸長反応は動植物で違いはないが、二重結合導入反応は異なる。動物細胞はメチル末端から数えて９番目（ｎ-９）の炭素には二重結合を導入できるが、3番目（ｎ-３）と６番目（ｎ-６）の炭素には導入できない。したがって、ステアリン酸からオレイン酸を作ることはできるが、リノール酸やα-リノレン酸を合成することができず、必須脂肪酸として植物より摂取する必要が生じる。

必須脂肪酸には、ｎ-６系列とｎ-３系列の２つの系列があり、それぞれ特徴的な機能を有する。多価不飽和脂肪酸はリン脂質の２位に組み込まれて細胞膜の構成成分となるが、炭素数20個の脂肪酸は必要に応じて切り出され、**エイコサノイド**に代謝されて多彩な生理機能を発現する。ｎ-６系列のリノール酸は不飽和化および鎖長延長により、γ-リノレン酸（18:3ｎ-６）、ジホモ-γ-リノレン酸（20:3ｎ-６）をへてアラキドン酸（20:4ｎ-６）に代謝される。α-リノレン酸は同様に代謝を受けてエイコサペンタエン酸（EPA、20:5ｎ-３）およびドコサヘキサエン酸（DHA、22:6ｎ-３）を与える。これらの多価不飽和脂肪酸はオレイン酸と同様にコレステロール低下効果を発現するとともに、制がん、免疫調節、脂質代謝調節などの多彩な体調調節機能を発現する。免疫調節機能では、n-6系列のアラキドン酸がリポキシゲナーゼで酸化されて生じる4シリーズ**ロイコトリエン**(LT)がⅠ型アレルギーの原因物質として働く。一方、n-3系列のEPAから合成される5-シリーズLTは4-シリーズLTと競合することによりアレルギー反応を抑制する。

共役リノール酸（CLA）は、リノール酸が反芻動物の胃内で微生物により変換されて生じる共役二重結合を有するリノール酸の異性体であるが、制がん、脂質代謝促進、免疫増強など、幅広い生物機能を発現することから、新規機能性素材として注目されている。天然に見いだされる異性体は9cis-11trans型で、乳製品中に微量存在する。リノール酸のアルカリ処理により得られるCLAは9cis-11trans型と同量の10trans-12cis型を含んでおり、多くの生理活性が後者に帰属されつつある。人工的に合成された10trans-12cis型は食経験が乏しいので、その短期および長期毒性については十分検討する必要がある。

n-6およびn-3系列の脂肪酸の生合成経路

n-6系列		n-3系列
リノール酸（18:2）	Δ6不飽和化酵素	α-リノレン酸（18:3）
↓		↓
γ-リノレン酸（18:3）		18:4
↓	鎖長延長酵素	↓
ジホモ-γ-リノレン酸(20:3)		20:4
↓	Δ5不飽和化酵素	↓
アラキドン酸（20:4）		エイコサペンタエン酸(20:5)
↓	鎖長延長酵素	↓
22:4		22:5
↓	鎖長延長酵素	↓
24:4		24:5
↓	Δ6不飽和化酵素	↓
24:5		24:6
↓	β酸化	↓
22:5		ドコサヘキサエン酸(22:6)

不飽和脂肪酸

オレイン酸：Oleic acid、9-octadecenoi acid、$C_{18}H_{34}O_2$、18：1n-9。一般動植物油中に存在。動物細胞増殖促進効果を有する。

リノール酸：Linoleic acid、9,12-octadecadienoic acid、$C_{18}H_{32}O_2$、18：2n-6。サフラワー油等の植物油に含まれる必須脂肪酸。血清コレステロール低下作用、動脈硬化の進行抑制作用を有する。

共役リノール酸：Conjugated linoleic acid、CLA、$C_{18}H_{32}O_2$、18：2n-6。リノール酸の二重結合が共役した異性体。反芻動物の消化管内で生じる。制がん、抗肥満、免疫増強、抗アレルギー作用を有する。

γ-リノレン酸：γ-Linolenic acid、6,9,12-octadecatrienoic acid、$C_{18}H_{30}O_2$、18：3n-6。天然では母乳や月見草などの植物種子油中に存在する必須脂肪酸。最終的にはPGに変換され、種々の生理活性を示す。血清コレステロール低下作用、アトピー性皮膚炎の軽減、月経前症の軽減、アルコール代謝促進作用などが報告。

アラキドン酸：Arachidonic acid、5,8,11,14-eicosatetraenoic acid、$C_{20}H_{32}O_2$、20：4n-6。脳、卵黄レシチン、肝臓。2-シリーズPGおよび4-シリーズLTの合成基質として、生体調節に深く関与。I型アレルギーを促進するとされている。

α-リノレン酸：α-Linolenic acid、9,12,15-octadecatrienoic acid、$C_{18}H_{30}O_2$、18：3n-3。しそ実、えごまなどの植物油に含まれる必須脂肪酸。血清コレステロール低下作用、乳がん、大腸がんの予防効果、血小板凝集抑制、高血圧抑制、抗アレルギー作用などが報告。

エイコサペンタエン酸：EPA、5,8,11,14,17-eicosapentaenoic acid、$C_{20}H_{30}O_2$、20：5n-3。魚油、副腎脂質。3-シリーズPGおよび5-シリーズLTの合成基質として、生体調節に深く関与。中性脂肪低下作用、コレステロール低下作用、血圧低下、血小板凝集能の低下、血液粘度の低下、赤血球変形能の増加、がん（乳がん、大腸がん、前立腺がん）抑制作用、抗アレルギー作用などが報告。イワシ油より抽出、脱酸、脱色したもの。特殊精製脱臭法により無臭に近く、酸化安定性にすぐれたEPAオイル粉末が開発されている。

ドコサヘキサエン酸：DHA、4,7,10,13,16,19-docosahexaenoic acid、$C_{22}H_{32}O_2$、22：6n-3。魚油、魚肝油中に存在。抗アレルギー作用が報告。

PG：プロスタグランジン、 LT：ロイコトリエン。

エイコサノイド

脂肪酸の生理機能の発現には、**エイコサノイド**と呼ばれる炭素数20個の多価不飽和脂肪酸から合成される機能性物質が関与している。シクロオキシゲナーゼにより酸化を受けると**プロスタグランジン**(PG)や**トロンボキサン**(TX)が生成するが、その際二重結合が２個減少する。また、ペルオキシダーゼにより酸化を受けると**ロイコトリエン**(LT)が生成されるが、この反応では二重結合の減少は起こらない。二重結合が４個のアラキドン酸からPGE_2やTXA_2などの２-シリーズPGおよびLTB_4などの４-シリーズLTが生じる。同様に、二重結合３個のジホモ-γ-リノレン酸から１-シリーズPGおよび３-シリーズLTが、二重結合５個のEPAから３-シリーズPGおよび５-シリーズLTが生じる。これらのエイコサノイドは生体内で多彩な生理作用を発現する。アラキドン酸由来の４-シリーズLTがアレルギー反応を導くケミカルメディエーターとして作用するが、５-シリーズLTは４-シリーズLTと拮抗的にはたらくことから抗アレルギー因子として注目されている。

主なエイコサノイドの生理活性

出発物質	物質名	生理作用
ジホモ-γ-リノレン酸	PGE_1	血小板凝集抑制、血管拡張、抗炎症。
アラキドン酸	PGE_2	胃粘膜保護、末梢血管拡張、子宮筋収縮、血管透過性亢進。
	PGD_2	催眠、制がん。
	$PGF_{2\alpha}$	子宮筋収縮、消化管平滑筋収縮、気管支筋収縮。
	PGI_2	胃粘膜保護、cAMP濃度上昇、血小板凝集抑制、臓器の血流増加。
	TXA_2	血小板凝集促進、血管平滑筋収縮、気管支平滑筋収縮。
	LTB_4	白血球誘因、白血球活性化。
	LTC_4	肺･気管支筋収縮、血漿漏出、細動脈収縮、冠動脈収縮、血管透過性亢進、アナフィラキシー誘発。
エイコサペンタエン酸	PGI_3	PGI_2と同様の作用。
	TXA_3	TXA_2と同様の作用、活性は弱い。
	LTB_5	LTB_4と同様の作用、活性は弱い。
	LTC_5	LTC_4同様の作用。

油脂の酸化

飽和脂肪酸の**自動酸化**によりヒドロペルオキシド、アルデヒド類、ケトン類、低級脂肪酸などが生成し、匂い、味、栄養価の劣化および毒性物質（酵素活性阻害物質、DNA切断物質など）の生成が起こる。これらの反応生成物は**オフフ**

レーバーの原因物質となり、2,4-デカジエナールは特に臭気が強く、食品加工上問題となっている。アルデヒド類は不安定で、さらに重合、縮合反応を起こす。油脂の酸化は抗酸化剤により抑制される、油脂、とくに植物油中には本来抗酸化成分が存在している。これら抗酸化成分は油脂の精製の際失われやすく、精製油脂では酸化が起こりやすくなる。

自動酸化の過程には、誘導期と酸素吸収期が存在する。誘導期には、ラジカルおよびヒドロペルオキシドが生成するが、この時期に生じるペルオキシドは比較的安定である。酸素吸収期には、過酸化物価が急激に上昇し、ペルオキシドの分解重合、複雑な酸化生成物の生成、匂いの急速な悪化が起こる。活性メチレン基が存在するとさらに酸化を受け、ジヒドロペルオキシドを生成する。自動酸化におけるペルオキシドの生成は室温前後で起こるが、ヒドロペルオキシドは熱に対して不安定で、魚の干物に生じたヒドロペルオキシドは焼くと半減する。不飽和脂肪酸の二重結合の数が多くなるにつれ酸化速度は増大する。不飽和脂肪酸が共存する場合、飽和脂肪酸もβ位が酸化を受け、ヒドロペルオキシドを生じる。

脂肪酸の酸化過程

1）反応の開始（**ラジカルの生成**）

RH → R・+H・

熱、光、放射線などにより、弱い共有結合を有する化合物の均等開裂が起こる。この反応は光または金属イオンにより促進され、不飽和脂肪酸のアリル位水素が脱離する。光による酸化促進を避けるため暗所で貯蔵し、60℃位までは温度が高い程酸化が早いので冷所で保存することが望ましい。

2）ヒドロペルオキシドの連鎖生成（**ラジカル連鎖反応**）

R・+O_2 → ROO・、ROO・+RH → ROOH+R・

ラジカル反応の最も特徴的な過程で、ラジカルが他の物質と反応して新しいラジカルを生成する。ラジカルの種類は変化するが、ラジカルの総数は変わらない。ここで生じたラジカルは自動酸化を推進するだけでなく、共存する成分をラジカル化し、リン脂質の酸化、タンパク質の特定アミノ酸の酸化（トリプトファン、ヒスチジン、メチオニンなど）、糖残基の酸化開裂（DNA切断→突然変異）などを引き起こす。活性メチレン基が存在するとさらに酸化を受け、ジヒドロペルオキシドを生成する。自動酸化におけるペルオキシドの生成は室温前後で起こり、不飽和脂肪酸の二重結合の数が多くなるにつれ酸化速度は増大する。不飽和脂肪酸が共存する場合、飽和脂肪酸もβ位がまず酸化を受け、ヒドロペルオキシドを生じる。

３）ヒドロペルオキシドの分解

ROOH → RO・＋・OH

O:O結合は分解しやすく、新たにラジカルを発生する。特に遷移金属イオン（コバルト、鉄、銅、マンガン）が存在すると顕著に起こり、誘導期を短縮し、酸化の程度をひどくする。鉄を含む**ヘマチンコンパウンド**（ヘモグロビン、ミオグロビン、チトクローム中の鉄錯体）も誘導期の短縮および酸化の促進を引き起こす。この反応は油脂では問題とならないが、魚肉、畜肉の冷凍貯蔵、凍結乾燥食品の貯蔵において問題となる。ヘマチンコンパウンドは過酸化物を分解してフリーラジカルの生成を促進するので、酸化促進効果を発現するためには微量の過酸化物がすでに生成している必要がある。

アルコキシラジカルはアルデヒド、ケトン、アルコール、エポキシドなどの２次生成物を与え、いずれもオフフレーバーの原因となる。特に、アルデヒド類のうち2, 4-デカジエナールは臭気が強く、1 ppbでにおい、食品加工上問題となっている。アルデヒド類は不安定で、さらに重合、縮合反応を起こす。ヒドロペルオキシドは熱に対して不安定で、魚の干物に生じたヒドロペルオキシドは焼くと半減する。

４）反応の停止

R・＋R・ → RR、R・＋ROO・ → ROOR

ROO・＋ROO・ → ROOR＋O_2（不均化）

ラジカル同士の結合および不均化によるラジカルの消失を通じて、脂質過酸化反応が停止する。

油の酸敗

酸素、日光、微生物、酵素などにより引き起こされ、不快な臭気の発生、味の劣化の原因となる。

加水分解型酸敗もしくは脂肪酸型酸敗は食品中あるいはカビのリパーゼにより起こる。酪酸、カプロン酸、カプリル酸などの低分子脂肪酸が生成し、酸敗したバターの臭気を与える。マーガリン、ショートニングオイル、乳製品などで起こる。

ケトン型酸敗では、コウジカビ、青カビの酵素によりメチルケトンが生成する。ヤシ油、バターなどの低級脂肪酸を多く含む油脂を使った食品で起こる。この反応は水、タンパク質を含む食品で起こり、精製食用油では起こらない。

$$RCH_2CH_2COOH \xrightarrow{+O} RCHOHCH_2COOH \xrightarrow{-2H} RCOCH_2COOH \xrightarrow{-CO_2} RCOCH_3$$

酸化型酸敗は食用油脂の酸敗で、自動酸化と同様にして起こる。

加熱により油脂が重合すると粘度の上昇が起こる。油脂の自動酸化は空気中で100℃ 以下の加熱を行った時に起こり、ヒドロペルオキシドの重合をもたらす。熱重合は油を真空もしくは無酸素状態で200～300℃ に加熱して起こる重合で、環状化合物の生成が起こる。熱酸化重合は油を空気中で200～230℃ に加熱したときに起こる反応で、その典型例はてんぷら油の重合反応である。重合のしやすさは、乾性油（あまに油、キリ油）＞半乾性油（大豆油、ゴマ油）＞不乾性油（オリーブ油、ピーナツ油）の順である。ゼリー状に固化し、ヨウ素化の低下、粘度増大、屈折率増加が起こる。主としてC-C結合による重合で、カニ泡が消えにくくなる。

抗酸化剤

油脂、とくに植物油中には油脂の酸化を防止する成分が含まれている。これら**抗酸化成分**は精製過程で失われやすく、精製油は未精製油とくらべ酸化されやすい。抗酸化剤は油脂の酸化過程で生じる過酸化物ラジカルと反応して、連鎖反応を停止させる。

$ROO\cdot + AH_2 \rightarrow ROOH + AH\cdot$

$2AH\cdot \rightarrow AH_2 + A$ または $ROO\cdot + AH\cdot \rightarrow ROOH + A$ （AH_2＝抗酸化剤）

また、フリーラジカル生成時にプロトンを与えてラジカルを消去することもできる。それによって生じた酸化型抗酸化剤は相乗剤により還元され、再び抗酸化活性を示す。

$$R\cdot + PhOH \rightarrow RH + PhO^- \quad PhO^- + AH_2 \rightarrow PhOH + AH^-$$

（AH_2＝相乗剤）

現在用いられている**合成抗酸化剤**に、BHA、BHT、没食子酸プロピル、NDGA

食品中の抗酸化成分一覧

ビタミン類：α、β、γ、δ-トコフェロールおよびトコトリエノール。アスコルビン酸。

カロテノイド：α-カロテン、β-カロテン、ゼアキサンチン、カンタキサンチン、アスタキサンチン、リコピン、クロシン、クロセチン。

フラボン・フラボノール：クリシン、ルテオリン、アピゲニン、ビテキシン、ビセニン-2、ロイフォリン、アカセチン、オリエンチン、イソオリエンチン、ガランギン、ケンフェロール、フィゼチン、モリン、ケルセチン、イソラムネチン、ルチン、タマリキセチン、ロビネチン、ハイペリン。

フラバノン・カテキン：ナリンゲニン、ナリンギン、エリオジクチオール、ヘスペリジン、(＋)カテキン、(－)エピカテキン、(－)エピガロカテキン、(－)エピカテキンガレート、(－)エピガロカテキンガレート。

アントシアニン・プロアントシアニジン：デルフィニジン、シアニジン、ペラルゴニジン、シアニン、シアニジン-3-グルコシド、プロシアニジン、プロデルフィニジン。

フェニルカルボン・フェニルプロパノイド類：プロトカテキュ酸、p-ヒドロキシ安息香酸、ゲンチジン酸、バニリン酸、シリンガ酸、p-クマル酸、カフェ酸、フェルラ酸、クロロゲン酸、イソクロロゲン酸。

リグナン：グアイアレチン酸、ノルグアイアレチン酸、セサミノール、セサモリノール。

クルクミン類縁体：クルクミン、テトラヒドロクルクミン、ジンゲロール、ショウガオール。

ジケトン化合物：トリトリアコンタン-16,18-ジオン。

カプサイシン類縁体：カプサイシン、カプサイシノール。

ジテルペン：カルノソール、ロスマノール。

インドール化合物：3-インドールカルビノール、アスコルビゲン、3,3'-ジインドールメタン。

含硫化合物：メルカプタン類、アリイン、システイン。

糖・アミノ酸複合体：アミノレダクトン、メラノイジン。

ペプチド・タンパク質：グルタチオン、ラクトフェリン、ウシ血清アルブミン、カタラーゼ、ターメリン。

などがある。天然抗酸化剤として、トコフェロール同族体、タンニン、フラボノイド、グアヤク脂、香辛料（ウコンのクルクミン、チョウジのオイゲノール）、木酢液、燻煙（ピロガロール、カテコール）などがあげられる。

相乗剤は、それ自身は抗酸化能を有しないか低い物質であるが、抗酸化剤の能力を高めるはたらきを有する。相乗剤は抗酸化剤に水素を与え、還元型に戻すはたらきを有する。また、クエン酸、リン酸、酒石酸、リンゴ酸などの多塩基酸は金属イオンとキレート化合物を形成して、金属イオンの酸化促進作用の発現を妨げる。アスコルビン酸（ビタミンC）はそれ自身抗酸化活性を有するが、相乗剤としても重要である。エリソルビン酸はビタミンC活性が低いが、抗酸化作用はアスコルビン酸より強い。リン脂質のうち、ケファリンおよびレシチンは相乗剤として作用する。

第6章　微量成分のはたらき

ビタミン

ビタミンは微量で動物の栄養を支配し、正常な生理機能を調節し、完全な代謝を行わせる有機化合物である。ヒトの体内では生成されず、それ自身ではエネルギー源にならない必須の物質である。生体内でビタミンに変化するものを

脂溶性ビタミン一覧

ビタミン	生理活性	欠乏症	過剰症
ビタミンA	成長、生殖、感染予防、上皮組織正常化、視覚の正常化作用	成長停止、生殖不能、感染症への抵抗力低下、暗順応低下、夜盲症、失明	吐き気、嘔吐、目眩い、皮膚の乾燥
ビタミンD	Caの吸収と骨・歯への沈着・石灰化の促進、細胞分化促進作用	くる病（小児）、骨軟化症（成人）、骨粗鬆症（老人）	食欲不振、体重減少、嘔吐、不機嫌、組織石灰化
ビタミンE	脂質の酸化防止、細胞膜・生体膜の機能維持作用	神経機能低下、筋無力症、成人病の亢進、不妊	
ビタミンK	血液凝固促進	出血症、異常トロンビンの出現、止血時間の延長	

主な水溶性ビタミンの生理活性と欠乏症

ビタミン	生理活性	欠乏症
ビタミンB_1	抗脚気因子	脚気
ビタミンB_2	成長促進因子	
ビタミンB_6	抗皮膚炎因子	
ビタミンB_{12}	抗悪性貧血因子	
ビタミンC	抗壊血病因子	壊血病
ナイアシン	抗皮膚炎因子	ペラグラ
パントテン酸	抗皮膚炎因子	皮膚炎、脱毛、感覚過敏、歩行障害
ビオチン	抗皮膚炎因子	皮膚炎、脱毛、紅斑、成長停止
葉酸	抗貧血因子	貧血、心悸昂進、息切れ、易疲労性、目眩い、舌炎、口角炎、うつ病

プロビタミンと呼ぶ。また、類似の化学構造を有し、同じビタミン作用を有するものをビタマー、拮抗的に作用するものをアンチビタミンという。

ビタミンは脂溶性ビタミンと水溶性ビタミンに大別される。脂溶性ビタミンは体内に蓄積されるので、過剰症の危険がある。水溶性ビタミンは速やかに排泄されるので、過剰症の危険は少ないが、不足しやすいので日常的に摂取する必要がある。

水溶性ビタミンの多くは補酵素として生体反応に直接関与する。脂溶性ビタミンのうち、ＡとＤはその代謝産物が細胞の分化誘導や遺伝子発現の調節に関与することから、ホルモンとして分類されることもある。

ビタミンＡ

ビタミンＡにはいくつかの型が存在するが、動物にはビタミンA_1およびA_2が存在する。それぞれアルコール、アルデヒド、カルボン酸の３つの型があり、**レチノール**（ROH）、**レチナール**（RAL）、**レチノイン酸**（RA）と呼ばれる。A_1は哺乳動物、海産動物の肝臓、眼球に存在し、A_2は淡水魚の肝臓に存在する。植物中にはプロビタミンとしてカロテンが存在する。α-カロテンは緑葉、ニンジンに、β-カロテンは緑葉、ニンジン、バター、ヤシ油に、γ-カロテンはニンジンに少量、クリプトキサンチンは黄色トウモロコシ、卵黄、緑葉、バター中に存在する。

ビタミンＡの過剰症は所要量の10倍以上の長期連続投与や100万単位以上を数回摂取した場合に起こる。吐き気、嘔吐、目眩い、皮膚の乾燥とかゆみなどが主症状である。

ビタミンＡエステルは食品添加物の中では栄養強化剤に分類され、酢酸ある

ビタミンＡの代謝

カロテンは小腸上皮細胞で酵素的にRALに、肝臓でエステル型に変換され、星細胞中に貯蔵される。必要に応じてROHに分解され、ROH結合タンパク質（RBP）と結合して血中に放出され、トランスサイレチン（TTR）と複合体を形成して輸送される。標的細胞内でROHはRALを経てRAに変換され、遺伝子の発現を制御する。RALはロドプシンを形成し、視覚に関与する。RAは核内の受容体（RAR）、レチノイドＸ受容体（RXR）に結合して遺伝子発現を調節する。

いはパルミチン酸エステルが用いられているが、これらのエステルはいずれも水に不溶である。

ビタミンAの食事摂取基準（μg RE／日）

年齢（歳）	男			女		
	推定平均必要量	推奨量	上限量	推定平均必要量	推奨量	上限量
1－2	200	250	600	150	250	600
3－5	200	300	750	200	300	750
6－7	300	400	1000	250	350	1000
8－9	350	450	1250	300	400	1250
10－11	400	550	1550	350	500	1550
12－14	500	700	2220	400	550	2220
15－17	500	700	2550	400	600	2550
18－29	550	750	3000	400	600	3000
30－49	550	750	3000	450	600	3000
50－69	500	700	3000	450	600	3000
70以上	450	650	3000	400	550	3000

REはレチノール当量。1μgのレチノールは12μgのβ－カロテン、24μgのα-カロテンおよびβ-クリプトキサンチンに相当する。妊婦では推定平均必要量を50μg、推奨量を70μg追加し、授乳婦ではそれぞれ300および420μg追加する。

ビタミンD

ビタミンDは抗くる病作用をもつ物質をさす。自然界に比較的多く存在し、活性も高いのはビタミンD_2とD_3である。ヒトではビタミンD_2とD_3の生物活性は同等であるが、トリではD_3のみが効力を示す。ビタミンD_2は食品中のプロビタミンDであるエルゴステロールの紫外線照射により生成し、干しシイタケでは生シイタケよりビタミンD_2含量が高い。ビタミンD_3は7-デヒドロコレステロールが皮膚で紫外線を受けて生成し、皮膚のマルピーギ層に多く存在する。ビタミンDは肝臓で25位が、さらに腎臓で1α位が水酸化を受けて活性型になる。ビタミンDはカルシウムの小腸からの吸収や骨吸収を調節して血中カルシウム濃度を一定に保つ。また、活性型ビタミンDは細胞の分化を誘導し、カルシウム結合タンパク質の合成を促進する。

ビタミンD含量の高い食品はカツオ、ウナギ、イワシ、マグロ、ニワトリ卵黄、シイタケなどである。過剰症は1日10万単位以上を連続して摂取した場合に見られる。食欲不振、体重減少、嘔吐、不機嫌などで、ひどいときには各組織、とくに腎臓に石灰化が起こる。

ビタミンDの食事摂取基準（μg／日）

年齢（歳）	男		女	
	目安量	上限量	目安量	上限量
1－5	3	25	3	25
6－7	3	30	3	30
8－9	4	30	4	30
10－11	4	40	4	40
12－14	4	50	4	50
15以上	5	50	5	50

妊婦および授乳婦では目安量に2.5μg追加する。

ビタミンDの生物活性

	プロビタミンD	生物学的効力
ビタミンD_2	Ergosterol	1
ビタミンD_3	7-Dehydrocholesterol	1
ビタミンD_4	22-Dihydroergosterol	1／2－4／3
ビタミンD_5	7-Dehydrositosterol	1／40
ビタミンD_6	7-Dehydrostigmasterol	1／300
ビタミンD_7	7-Dehydrocampesterol	1

ビタミンE

ビタミンEは抗不妊因子として発見されたが、その活性の本質は抗酸化作用である。1分子のビタミンEは2分子のフリーラジカルを消去し、不飽和脂肪酸の酸化を抑制する。また、血小板凝集抑制効果がある。

ビタミンEの主成分である**トコフェロール**は消化管より吸収された後、キロミクロンに取り込まれ、リンパ管経由で静脈に入り、肝臓に運ばれる。さらに、肝臓から放出されるLDL中に取り込まれ、各種組織に輸送される。

食品中では、小麦胚芽油、綿実油、落花生油、大豆油、オリーブ油、トウモロコシ油、ゴマ油に多く、豚脂、牛脂、牛乳、人乳、バターには少ない。

トコフェロールにはクロマン環のメチル化の位置によりα-、β-、γ-、δ-の4つの型が存在する。トコフェロールのアルキル鎖の3'、7'、11' 位に二重結合を有する**トコトリエノール**もビタミンE活性を有し、トコフェロールと同様に4つの型が存在する。α-トコフェロールが主要なビタミンE誘導体であり、あらゆる組織に存在して種々の生理活性を発現する。トコトリエノールは体内に吸収された後速やかに代謝され、一部の臓器に蓄積されるのみである。生理活性も一部異なり、制がん効果がトコトリエノール誘導体に強く認められている。

ビタミンEの食事摂取基準（mg／日）

年齢（歳）	男		女	
	目安量	上限量	目安量	上限量
1－2	5	150	4	15
3－5	6	200	6	200
6－7	7	300	6	300
8－9	8	400	7	300
10－11	10	500	7	500
12－14	10	600	8	600
15－17	10	700	9	600
18－29	9	800	8	600
30－49	8	800	8	700
50－69	9	800	8	700
70以上	7	700	7	600

授乳婦では目安量に3 mg追加する。

トコフェロールとトコトリエノール

名　　称	R_1	R_2	R_3	所　在	ビタミンE効力
α-トコフェロール	CH_3	CH_3	CH_3	小麦胚芽	1.0
β-トコフェロール	CH_3	H	CH_3	小麦胚芽	0.5
γ-トコフェロール	H	CH_3	CH_3	トウモロコシ	0.2
δ-トコフェロール	H	H	CH_3	大豆	0.1
α-トコトリエノール	CH_3	CH_3	CH_3	パーム油	0.3

ビタミンK

ビタミンK（フィロキノン）は2-メチル-1, 4-ナフトキノン環を有し、抗出血作用を示す物質をさす。Kは凝血を意味するドイツ語Koagulationの頭文字である。天然物K_1(2-methyl-3-phytyl-1, 4-naphthoquinone)、微生物が合成するK_2（2-methyl-3-difarnesyl-1, 4-naphthoquinone)、化学合成品K_3（2-methyl-1, 4-naphthoquinone）がある。血液凝固促進因子であるγ-カルボキシグルタ

ビタミンKの目安量（μg／日）

年齢（歳）	男	女
1－2	25	25
3－5	30	30
6－7	40	35
8－9	45	45
10－11	55	55
12－14	70	65
15－17	80	60
18－29	75	60
30以上	75	65

ミン酸の合成に関与し、血液凝固を促進する。

植物の葉緑体で合成されるので、キャベツ、ケール、ハナヤサイなどの緑葉に多く、トマトにも多いが、他の果実には少ない。腸内細菌により合成されるので、不足することはまれである。

ビタミンB_1

ビタミンB_1、B_2、B_6、B_{12}に加え、ナイアシン、葉酸、パントテン酸、ビオチンがビタミンB群に分類される。いずれも補酵素として酵素活性の発現に寄与している。

ビタミンB_1（チアミン）はヒトの脚気や鳥類の神経炎の予防・治癒因子として発見された。ピリミジン骨格とチアゾール環を有する化合物で、遊離型およびリン酸塩として存在する。生体内でチアミンキナーゼにより活性型のチアミンピロリン酸（TPP）に変換され、脱炭酸酵素の補酵素として糖代謝に関与する。一リン酸塩の多くはタンパク質と結合して存在し、二リン酸塩はカルボキシラーゼの補酵素である。

B_1水溶液をニンニク摩砕物とpH 8で反応させると、アリインとB_1からアリチアミンが生じる。アリチアミンは水に難溶性である。

小麦胚芽、乾燥酵母、きな粉、あまのり、豚肉などに多く含まれるが、とくに多く含む食品はないので、幅広く食品を摂取する必要がある。欠乏症には末梢神経では脚気が、中枢神経ではウェルニッケ脳症がある。

ビタミンB_2

ビタミンB_2（リボフラビン）は7, 8-ジメチル-10-アルキル-イソアロキサジン骨格を有する黄色物質の総称である。体内では、フラビンモノヌクレオチド（FMN）やフラビンアデニンジヌクレオチド（FAD）などのリン酸エステルとして存在し、フラビン酵素（黄色酵素）に結合して酸化・還元反応の補酵素として働く。水溶液は緑黄色蛍光を有する。光により分解され、中性もしくは酸性でルミクローム、アルカリ性でルミフラビンを生じる。これらの生成物は蛍光を発するので、ビタミンB_2の定量に利用されている。

動物性食品では肝臓、筋肉、乳汁、卵、チーズ、魚の眼などに多い。植物性食品では胚芽、米ぬか、ピーナツに多い。

ビタミンB_1とB_2の推奨量（mg／日）

年齢（歳）	ビタミンB_1		ビタミンB_2	
	男	女	男	女
1－2	0.5	0.5	0.6	0.5
3－5	0.7	0.7	0.8	0.8
6－7	0.9	0.8	1.0	0.9
8－9	1.1	1.0	1.2	1.1
10－11	1.2	1.2	1.4	1.3
12－14	1.4	1.2	1.6	1.4
15－17	1.5	1.2	1.7	1.3
18－29	1.4	1.1	1.6	1.2
30－49	1.4	1.1	1.6	1.2
50－69	1.3	1.0	1.4	1.2
70以上	1.0	0.8	1.1	0.9

ビタミンB_1は妊娠中期で0.1、妊娠末期で0.3、授乳期で0.1 mg／日追加する。ビタミンB_2は妊娠中期で0.2、妊娠末期で0.3、授乳期で0.4 mg／日追加する。

ビタミンB_6

ビタミンB_6はネズミの抗皮膚炎因子として発見された。天然のB_6にはピリドキソール、ピリドキサール、ピリドキサミンおよびこれらの5’-リン酸誘導体がある。**ピリドキサールリン酸**はアミノ酸脱炭酸酵素やアミノ酸転移酵素の補酵素としてアミノ酸代謝に関与する。

摂取されたビタミンB_6は十二指腸から吸収され、アルブミンなどと結合して輸送される。食品中に広く見いだされ、腸内細菌による合成も行われるので、欠乏症は生じにくい。欠乏すると眼、鼻、口の周辺に脂漏性の病変、舌炎、胃炎、末梢神経炎などが起こる。

ビタミンB_6の推奨量と上限量（mg／日）

年齢（歳）	男		女	
	推奨量	上限量	推奨量	上限量
1－2	0.5		0.5	
3－5	0.6		0.6	
6－7	0.8		0.7	
8－9	0.9		0.9	
10－11	1.2		1.2	
12－14	1.4		1.3	
15－17	1.5		1.2	
18以上	1.4	60	1.2	60

上限量はピリドキシンとしての量。妊婦で0.8、授乳期で0.3 mg／日追加する。

ビタミンB_{12}

ビタミンB_{12}は抗悪性貧血因子として肝臓より1948年に単離された。コバルトを含む赤色の化合物で、主としてコバルトにシアンが結合したシアノコバラミンとして存在する。メチル基の新生・転移、核酸の合成・代謝、タンパク質合成に関与する。

ウシ肝臓、ブタ心臓、貝類など動物性食品に多く、植物性食品には極めて少ないが、腸内細菌により合成されるので欠乏症は生じにくい。欠乏すると巨赤芽球性悪性貧血が起こる。この貧血はビタミンB_{12}や葉酸の欠乏により起こり、骨髄に異常に大きな幼弱赤芽球が出現するとともに、末梢血中にも大きな赤血球が出現する。鉄欠乏性貧血が低色素性小球性貧血であるのに対し、本貧血は高もしくは正色素性大球性貧血である。先天的要因で生じることもある。

ナイアシン

ナイアシンは**ニコチン酸**および**ニコチンアミド**の総称である。ニコチンアミドは、脱水素酵素の補酵素であるニコチンアミドアデノシンジヌクレオチド（NAD）およびNADリン酸（NADP）の構成成分であり、水素原子の授受を行う。

広く動植物に見いだされ、酵母、肝臓、畜肉、魚肉、豆類、葉菜類、穀物に多い。穀物中のニコチン酸は精白により失われる。欠乏するとペラグラ（荒れた皮膚を意味するイタリア語）となり、皮膚炎、下痢、精神障害が起こる。

ナイアシンは動物体内でトリプトファンから合成されるが、トウモロコシはナイアシンおよびトリプトファン含量が低いため、常食地帯でペラグラが発生した。

ナイアシンの推奨量と上限量（mg NE／日）

年齢（歳）	男		女	
	推奨量	上限量	推奨量	上限量
１－２	6		5	
３－５	8		7	
６－７	10		9	
８－９	11		10	
10－11	13		12	
12－14	15		13	
15－17	16		13	
18－29	15	300（100）	12	300（100）
30－49	15	300（100）	12	300（100）
50－69	14	300（100）	11	300（100）
70以上	11	300（100）	9	300（100）

NE はナイアシン当量。上限量はニコチンアミドの mg 量（ニコチン酸の mg 量）。妊娠中期で１、妊娠末期で３、授乳期で２ mg NE／日追加する。

葉　酸

葉酸はプテリジンと *p*-アミノ安息香酸とグルタミン酸が結合したものである。テトラヒドロ葉酸に還元され、核酸の合成・代謝、アミノ酸代謝の補酵素としてはたらく。ホルミル、メテニル、メチレン、ホルムイミノ基などの一炭素単位の転移反応の担体として機能している。

緑葉とくにホウレンソウ、ジャガイモ、肝臓、卵に多く、マッシュルーム、酵母にも含まれる。欠乏症は巨赤芽球性貧血となり、心悸昂進、息切れ、易疲労性、目眩い、舌炎、口角炎、うつ病などを呈する。

葉酸の推奨量と上限量（μg／日）

年齢（歳）	男			
	推奨量	上限量	推奨量	上限量
1－2	90		90	
3－5	110		110	
6－7	140		140	
8－9	160		160	
10－11	200		200	
12－14	240		240	
15－17	240		240	
18以上	240	1000	240	1000

上限量はプテロイルモノグルタミン酸としての量。妊婦で200、授乳期で100μg／日追加する。妊娠を計画している女性および妊娠の可能性のある女性は神経管閉鎖障害のリスクを低減するため400μg／日の摂取が望まれる。

パントテン酸とビオチン

パントテン酸はパントイン酸とβ-アラニンが結合したものであり、広く生物界に存在するところからこの名称が与えられた。パントテン酸にβ-メルカプトエチルアミンが結合するとパンテテインとなり、さらに２分子のリン酸とアデノシン-3’-リン酸が結合してコエンザイムＡ（CoA）が生じる。CoA、ホスホパントテイン、アシルキャリアプロテインとしてアシル基の転移反応に関与する。パントテン酸は栄養強化剤としてカルシウム塩やナトリウム塩が用いられている。パントテン酸カルシウムは白色粉末で水に可能である。酸・アルカリに対して不安定であるが、光や空気に対しては安定であり、わずかに苦味を持つ。調製粉乳などに添加されている。欠乏すると皮膚炎、脱毛、感覚過敏、失調性歩行障害などが起こる。副腎、消化管、抗体産生、生殖機能、解毒機構にも障害が現れるとされている。

ビオチンはビタミンＨや補酵素Ｒとも呼ばれ、タンパク質と強く結合して存在している。炭酸化反応酵素の補酵素としてビオチン酵素のリジン残基のε-アミノ基に結合して炭酸固定・転移反応を触媒し、脂質、糖質、アミノ酸代謝に関与する。ビオチンは腸内細菌によりピメリン酸から合成されるので欠乏は起こりにくい。広く食品に分布し、とくに肝臓、腎臓、脾臓、乳汁、酵母に多い。

牛肉より鶏肉に多く、魚肉、白米にも多い。卵白中の糖タンパク質、アビジンはビオチンと強く結合して吸収を阻害し、ビオチン欠乏を起こす（卵白障害）。ビオチン欠乏では、脂漏性皮膚炎、脱毛、紅斑、成長停止などが起こる。

パントテン酸とビオチンの目安量

年齢（歳）	パントテン酸(mg／日)		ビオチン（μg／日）	
	推奨量	上限量	男	女
１－２	4	3	20	20
３－５	5	4	25	25
６－７	6	5	30	30
８－９	6	5	35	35
10－11	6	6	40	40
12－14	7	6	45	45
15－17	7	5	45	45
18以上	6	5	45	45

パントテン酸は妊婦で１、授乳期で４ mg／日追加する。ビオチンは妊婦で２、授乳期で４ μg／日追加する。

ビタミンＣ

ビタミンＣ（アスコルビン酸、AsA）は抗壊血病因子として発見されたγ-ラクトン環を有する糖誘導体である。エンジオール構造を有するので、強い還元性を示す。酸化されるとデヒドロアスコルビン酸（DHAもしくはDHAsA）になるが、DHAはグルタチオンを水素供与体として酵素的にAsAに還元される。また、システイン、グルタチオン、硫化水素は非酵素的にDHAを還元する。したがって、DHAもビタミンＣ活性を発現しうる。

AsAはプロリンおよびリジンの水酸化反応に関与し、コラーゲンの生合成と維持に働き、不足すると壊血病を引き起こす。また、チロシンの代謝とカテコールアミンの生合成にも関与する。生体内で抗酸化作用を発現し、生体異物の解毒を行うとともに、発がん物質であるニトロソアミンの胃内での生成を抑制する。その他多くの機能が報告されているが、コラーゲンおよびカテコールアミン合成

ビタミンＣの推奨量（mg／日）

年齢（歳）	男	女
１－２	40	40
３－５	45	45
６－７	60	60
８－９	70	70
10－11	80	80
12以上	100	100

妊婦で10、授乳期で50 mg／日追加する。

調節機構以外は作用機構が不明である。

広く植物界に存在するが、とくに柑橘、イチゴ、柿などの果物類、パセリ、小松菜、ホウレンソウなどの緑黄色野菜、サツマイモやジャガイモなどのイモ類、煎茶などに多く含まれる。ヒトを含む霊長類、モルモット、昆虫、コウモリ、無脊椎動物、魚類などはL-グロノラクトンオキシダーゼを欠失しているためビタミンCが合成できず、欠乏症が生じる。

メソイノシトール

イノシトールはシクロヘキサン六価アルコールの総称であり、OH基の位置により9個の異性体が存在する。これらグルコース異性体のなかでは、メソ型のみが生理活性をし、メソイノシトールまたはイノシトールと呼ばれる。遊離型およびリン酸塩のカルシウムまたはマグネシウム塩として存在する。メソイノシトールヘキサリン酸エステルが**フィチン酸**であり、そのカルシウムまたはマグネシウム塩を**フィチン**という。また、フォスファチジルイノシトールの構成成分としてリン脂質中にも存在する。

メソイノシトールは穀物のリン酸貯蔵物質であり、種子、穀物に広く分布し、玄米ではアリューロン層に、大豆では内胚部分にタンパク質と結合して存在する。フィチン酸は鉄、亜鉛、カルシウムなどのミネラルと結合して不溶化し、ミネラルの吸収を阻害するので、大豆タンパク質の調製では脱フィチン処理を行う。食品工業では、白ワインからの鉄や銅の除去。生鮮野菜の変色防止に利用される。後味をひく淡い甘味を有している。糖アルコールとしての性質を示し、還元力を有していないので、アミノカルボニル反応を誘導しないという特徴がある。イノシトールグルコシドは白色粉末のオリゴ糖で、メソイノシトールの4-、5-、6-位のOH基にシクロデキストリン合成酵素（CGTase）の糖転移作用を利用してグルコースを付加したものであり、ビフィズス菌増殖促進作用を有する。

コリン

コリンは遊離型、リン酸塩、ホスファチジルコリン（レシチン）として存在しており、ホスファチジルコリンは生体内で最も多いリン脂質である。コリンは神経伝達物質であるアセチルコリンの成分でもある。コリンは生体内でも合成されるが、食事から摂取する必要があり、1日当たり2～5gのリン脂質の摂取が推奨されている。

レシチンは消化可能な界面活性剤として多くの食品に添加されている。コリンリン酸塩は品質改良剤として食品添加物に指定され、合成清酒の製造に用いられている

ビタミンUとビタミンP

ビタミンU：$(CH_3)_2S^+$-CH_2-CH_2-$CH(NH_2)$-COOHは新鮮なキャベツから単離された易熱性の抗消化管潰瘍食事性因子で、キャベツその他の植物中に存在する。メチル基供与体として、クレアチンやアドレナリンの合成に関与する。

ビタミンPは毛細血管の透過性を正常に維持する因子として命名されたヘスペリジン骨格を有するフラボノイド化合物の総称である。血管の脆弱化を予防するはたらきがある。種々のフラバノンやフラボノールがビタミンP作用を有することが明らかにされており、オレンジ中のヘスペリジンやエリオジクチン、ソバの葉のルチン、タマネギ外皮のケルセチンなどが活性を示す。

ミネラル

体全体の4％が**ミネラル**であり、主なミネラル（常量元素）の存在量はカルシウム＞リン＞イオウ＞カリウム＞ナトリウム＞塩素＞マグネシウムである。

日本人の食生活で欠乏する可能性があるのはカルシウムおよび鉄である。そこで、これらのミネラル供給を目的とした素材の開発が行われている。

カルシウムは骨や歯の成分として重要であるだけでなく、血液中のカルシウムイオンは筋肉収縮、血液凝固、神経機能、免疫応答などの調節に関与する。カルシウムの給源として、牛骨、乳清、魚骨粉、風化造礁サンゴ粉、卵殻などの天然素材が用いられるが、水溶性が低いのが難点である。カルシウム飲料には、クエン酸とリンゴ酸の水溶液に炭酸カルシウムやリン酸カルシウムを溶解したクエン酸リンゴ酸カルシウム（CCM）が用いられる。乳清カルシウムは牛乳中のミネラルをバランスよく含み、最適のカルシウム：リン比（2：1）を有するのが特徴である。カルシウムの吸収を促進するCPPの共存によりカルシウ

ムの吸収率を高めることができる。

鉄は貧血の予防に重要なミネラルである。ヘム鉄は非ヘム鉄より吸収率が高いが、色・味に問題があり、改善の努力が行われている。水溶性の鉄素材としてクエン酸第一鉄ナトリウムが最もよく鉄飲料に利用されている。乳酸鉄も水溶性が高く、鉄特有の匂いが少ないという特徴を有する。ビタミンＣおよび動物性たんぱく質は非ヘム鉄の吸収を高めるので合わせて摂るとよい。

カルシウム

カルシウムは人体には約１kg（成人体重の１～２％）含まれ、その99％は骨や歯などの硬組織に含まれ、残り１％はタンパク質に結合したり、遊離のイオンとして血液中に存在する。硬組織のカルシウムも常に移動し、排泄されている。リン酸塩を形成して骨や歯を作るとともに、Ca^{2+}として筋肉収縮、血液凝固、神経の正常な興奮性の維持などに関与する。欠乏症に骨の脱石灰化（骨粗鬆症）、歯の脆弱化、テタニー（筋肉痛をともなう強直性痙攣症状）などがある。カルシウム所要量は成人で１日0.6ｇであるが、日本人の食生活において不足している数少ない栄養素の１つである。

海藻、小魚、乳製品に多く、牛乳、乳製品、小魚、エビ類ではリン酸塩や炭酸塩として存在し、穀類や野菜ではシュウ酸塩やフィチン酸塩として存在する。食物から摂取されたカルシウムは胃酸により可溶化され、主に十二指腸および空腸において能動輸送により吸収される。低タンパク食ではカルシウム吸収が低下し、乳糖が吸収を促進する。ビタミンＤもカルシウムの吸収を促進する。

カルシウム強化飲料にはその溶解性および香味の面から乳酸カルシウムおよびグルコン酸カルシウムが多く用いられる。塩化カルシウムは溶解性がよく、果汁飲料、スポーツドリンク、栄養ドリンクなどに利用されているが、苦味を生じやすいので添加濃度が制限される。カルシウム含有食品は50～400 mg／ｇもしくは500～1000 mg／100 ml のカルシウムを含む食品であり、カルシウム含有加工食品は10～50 mg／ｇもしくは50～500 mg／100 ml のカルシウムを含む食品である。カルシウム強化原料としては、牛骨、魚骨、カニ甲羅、カキ殻、真珠貝殻、卵殻、海藻、乳清、風化造礁サンゴ粒、食品添加物などが用いられている。

カルシウム結合タンパク質

細胞内でカルシウムと結合することによりその機能が調節されたり、カルシウムの貯蔵に関与しているタンパク質。カルモジュリンは分子量約16,000のカルシウムイオン受容体で、さまざまな酵素活性を調節。カルシウムイオンが結合するとコンフォメーションが変わり、不活性な酵素タンパク質と結合して活性化。トロポニンはアクチン繊維の収縮を調節するタンパク質で、トロポミオシンと協同してアクトミオシンATP分解酵素活性をカルシウム濃度依存的に調節。これらのカルシウム結合タンパク質は、EFバンド構造と呼ばれるカルシウム結合構造を有する。

カルシウムの目標量とリンの目安量（mg／日）

年齢（歳）	カルシウム目標量		リン目安量	
	男	女	男	女
1－2	450	400	650	600
3－5	550	550	800	800
6－7	600	600	1000	900
8－9	700	700	1100	1000
10－11	800	800	1150	1050
12－14	900	750	1350	1100
15－17	850	650	1250	1000
18－29	650	600	1050	900
30－49	600	600	1050	900
50－69	600	600	1050	900
70以上	600	550	1000	900

カルシウムの上限量は男女とも18歳以上で2300 mg／日。リンの上限量は男女とも18歳以上で3500 mg／日。

リン

リンは人体には約500 g（成人体重の約1％）含まれ、その80％は歯や骨などの硬組織にカルシウム塩あるいはマグネシウム塩として存在し、10％が筋肉に、10％が脳、神経、各種臓器に存在する。筋肉中のリンは主としてATPとして存在し、細胞内では核酸成分、リン脂質、リン酸化タンパク質として存在し、生理機能の発現に重要な役割を果たしている。欠乏症は認められない。過剰なリンの摂取はリンとともにカルシウムが排泄されることから、カルシウム欠乏を引き起こすので、過剰摂取を防ぐ配慮が必要である。

リンは食肉、牛乳、果実、穀類などに多く、食品添加物としても摂取するので、不足する心配はないが、カルシウム摂取と比較して過剰に摂取する危険性がある。食品のカルシウム：リン比は１～２が適当であるが、人乳、牛乳で1.1、穀類で0.1～0.2、大豆で0.4、サツマイモで0.5、葉菜類で0.2前後であり、カルシウムが不足しがちである。カルシウムの利用率は30％前後と低いものであり、リンの利用率30～40％より若干劣る。ホウレンソウに多く含まれるシュウ酸はカルシウムを不溶化して吸収を阻害し、穀類に含まれるフィチン酸もカルシウムの吸収を阻害する。一方、乳糖は腸内で乳酸となりカルシウムの吸収を促進し、カゼイン分解物であるカゼインホスホペプチド（CPP）もカルシウムの吸収を促進する。

食品工業でビタミンＣの安定化剤や柔軟剤としてポリリン酸が多く用いられており、過剰摂取に注意する。ポリリン酸塩にはナトリウム塩とカリウム塩があり、ピロリン酸塩からヘキサリン酸塩まであるが、トリおよびテトラリン酸塩が多く用いられる。結着剤、馬肉練り製品の保水性増加、チーズの分散性向上などに利用され、味噌、醤油、豆腐、麺類などにも添加されている。

カリウム・ナトリウム・マグネシウム

カリウムは人体に約170ｇ含まれ、細胞内液中に存在して、ナトリウムとともに体液の酸アルカリ平衡と細胞の浸透圧を調整している。神経系の刺激伝達と活動、筋肉の収縮と弛緩、心臓の興奮と収縮、酸塩基平衡の調節、血圧の調節などに関与している。インゲン、ジャガイモ、小麦などの植物性食品に多く、牛肉などの食肉にも多く含まれる。成人の１日平均所要量は４ｇである。欠乏すると低血圧となる。

ナトリウムは人体には約75ｇ含まれ、カリウムとは反対に細胞外液中に存在している。水とともに、細胞外液の水素イオン濃度、浸透圧などの調節を行っており、生命の維持に不可欠である。ナトリウムは魚介類、海藻類、野菜類などから供給されるだけでなく、食塩、調味料からも摂取され、過剰に陥りやすい栄養素である。欠乏症は見られない。ナトリウムの過剰は高血圧などの循環器系疾患や胃がんの発症率を増加させるので、摂取を制限する必要がある。カリウムが排泄されるときにナトリウムも排泄されるので、減塩とともにカリウムの摂取を高める工夫が必要である。

マグネシウムは人体には約25g含まれ、$Mg_3(PO_4)_2$として大部分骨に存在し、筋肉、血液中にも存在する。骨や歯の形成に必要とされるとともに、ATP分解酵素や糖代謝酵素の活性化、タンパク質の生合成に関与する。欠乏症は見られない。体温の調節、神経の興奮、筋肉の収縮、ホルモン分泌などに関与するとされており、飲料水の硬度が高い地域では低い地域より心臓機能障害による突然死の発生率が低いとの報告もある。植物性食品ではピーナツ、エンドウ、小麦に多く、動物性食品ではチーズ、カキ、牛肉、魚肉に多い。一般に穀類、豆類、野菜類に多く、成人1日分の食事に0.5～0.9gのマグネシウムが含まれるが、カルシウム含有量を考慮するとやや過剰である。

高血圧予防を目的としたカリウムの目標量(mg／日)

年齢（歳）	男	女
18－29	2800	2700
30－49	2900	2800
50－69	3100	3100
70以上	3000	2900

望ましい摂取量は男女共3500mg／日。

カリウム目安量、ナトリウム目標量、マグネシウム推奨量

年齢（歳）	カリウム目安量（mg／日）		ナトリウム目標量（食塩相当量：g／日）		マグネシウム推奨量（mg／日）	
	男	女	男	女	男	女
1－2	800	800	4未満	3未満	70	70
3－5	800	800	5未満	5未満	100	100
6－7	1100	1000	6未満	6未満	140	130
8－9	1200	1200	7未満	7未満	170	160
10－11	1500	1400	9未満	8未満	210	210
12－14	1900	1700	10未満	8未満	300	270
15－17	2200	1600	10未満	8未満	350	300
18－29	2000	1600	10未満	8未満	340	270
30－49	2000	1600	10未満	8未満	370	280
50－69	2000	1600	10未満	8未満	350	290
70以上	2000	1600	10未満	8未満	310	270

カリウムは、授乳婦で370mg／日追加。ナトリウムは、エネルギー摂取量の測定が可能な場合は1－69歳で男女とも4.5g／1000kcal未満。ただし、12－17歳の男性は4g／1000kcal未満。マグネシウムは、妊婦で40mg／日追加。

食塩の摂取

日本人は１日約12ｇの食塩を摂取しているが、生理的機能の維持には１日１ｇの摂取で十分である。高血圧予防の面では摂取量は１日10ｇ以下が望ましい。ナトリウムの摂り過ぎが高血圧は胃がんの発症を促進するので、精製塩の摂取を抑える方向にある。自然塩はNaClだけでなく各種塩類を含んでいるので、ナトリウムの摂取が低下するだけでなく、各種ミネラルの供給にも寄与する。

食品に食塩を添加して保存性を高める貯蔵方法を塩蔵という。食塩は水に対する溶解性が大きいため、浸透圧を上昇させ、微生物を脱水して増殖を阻止する。食品中の水分も除去して水分活性を低下させるので、微生物の増殖が抑えられる。干物や漬け物などの塩蔵品の多量摂取は食塩摂取量を増加させるので、注意が必要である。

食塩の食品群別および地域ブロック別摂取量（g）

	醤油	味噌	食塩	その他の調味料	漬物	魚介加工品	小麦加工品	その他の食品	合計
全　国	3.2	1.6	1.2	1.3	0.9	1.5	0.9	2.6	13.2
北海道	3.1	1.7	1.3	1.6	0.9	1.9	1.0	2.3	13.9
東　北	3.5	2.0	1.3	1.1	1.1	2.0	0.8	2.4	14.2
関東Ⅰ	3.1	1.7	1.3	1.4	0.9	1.4	0.9	2.7	13.5
関東Ⅱ	3.3	1.8	1.2	1.5	1.0	1.8	0.9	2.7	14.2
北　陸	3.4	1.8	1.1	1.3	1.0	1.3	0.7	2.5	13.1
東　海	3.2	1.9	1.2	1.3	0.8	1.4	1.0	2.4	13.3
近畿Ⅰ	3.1	1.1	1.2	1.3	0.8	1.4	1.0	2.4	12.3
近畿Ⅱ	3.0	1.4	1.1	1.4	0.7	1.6	0.9	2.4	12.4
中　国	3.0	1.3	1.3	1.4	0.6	1.2	0.9	2.6	12.4
四　国	3.0	1.4	1.1	1.1	0.7	1.5	0.9	2.0	11.6
北九州	3.8	1.6	1.4	1.1	0.9	1.3	0.8	2.1	12.9
南九州	3.3	1.8	1.1	0.9	0.8	1.3	0.7	2.6	12.4

イオウと塩素

イオウは人体には約125ｇ含まれ、システインやメチオニンなどの含硫アミノ酸やビタミンB_1、ビオチン、リポ酸などの成分として重要である。また、胆汁酸（タウロコール酸）、糖脂質（セレブロシド硫酸）、ムコイチン硫酸、コンドロイチン硫酸などにも含まれる。

塩素はイオンとして血液中に存在する。細胞内ではKCl、細胞外液ではNaCl、胃液ではHClとして存在する。大部分は食塩から摂取され、ナトリウムイオンとともに体液の浸透圧維持に関与している、また胃酸としてペプシンの活性にも関与する。塩素は強力な酸化剤であり、強い殺菌作用を有する。そこで、殺菌剤、漂白剤、農薬、医薬品などに利用されている。食品工業においては装置の表面殺菌および包装資材の殺菌に用いられている。また、飲料水やプールの殺菌には0.3～0.6 ppm の塩素が用いられており、塩素ガスや次亜塩素酸の形で使用されている。

鉄

鉄は人体に約４ g 含まれ、赤血球のヘモグロビンとして60～70％、筋肉のミオグロビンとして３～５％存在し、ヘムの成分として酸素の運搬に重要な役割を果たしている。チトクローム、カタラーゼ、ペルオキシダーゼなどのヘム酵素の重要な構成成分でもある。全量の70％はヘム系の鉄である。また、フェリチンやヘモシデリンとして肝臓や骨髄に貯蔵されている。

海藻類、貝類に多く、とくに昆布、ナマコ、アサクサノリ、シジミに多い。ウシ肝臓およびパセリにも多い。鉄はFe^{2+}として小腸上部で吸収され、Fe^{3+}は吸収されないので、ビタミンＣなどの還元剤によりFe^{2+}へ還元される必要がある。したがって、鉄とビタミンＣに富むホウレンソウは鉄源として優れている。

リン酸塩やフィチン酸は鉄と不溶性の化合物をつくるので、吸収を抑制する。鉄は女性に欠乏しやすく、貧血の原因となるので摂取に留意する必要がある。鉄欠乏性貧血はリンパ球の分化の抑制や細胞性免疫の低下による感染防御能の低下をもたらすので、鉄の十分な摂取に心がける必要がある。しかし、鉄の過剰摂取によりフリーラジカルの生成が促進される場合もあるので、極端な過剰摂取は避けなければならない。

成人の１日平均所要量は男性で10 mg、女性で12 mg である。畜肉や赤身魚肉に含まれる**ヘム鉄**は非ヘム鉄より吸収がよく、動物性タンパク質やビタミンＣとともに摂取すると非ヘム鉄の吸収がよくなる。

鉄の推奨量と上限量（mg／日）

年齢（歳）	男		女	
	推奨量	上限量	推奨量（月経あり）	上限量
1－2	5.5	25	5.0	20
3－5	5.0	25	5.0	25
6－7	6.5	30	6.0	30
8－9	9.0	35	8.5	35
10－11	10.0	35	9.0（9.5）	35
12－14	11.5	50	9.0（9.5）	45
15－17	10.5	45	7.5（9.0）	40
18－29	7.5	50	6.5（9.0）	40
30－49	7.5	55	6.5（9.0）	40
50－69	7.5	50	6.5（9.0）	40
70以上	6.5	45	6.0	40

妊婦は月経なしの推奨量に13.0 mg／日、授乳婦は2.5 mg／日追加。

その他のミネラル

ヨウ素は人体には**甲状腺ホルモン**（チロキシン）の成分として約0.02 g 含まれている。ヨウ素は海水中に多く含まれ、海藻や海産動物などの海産食品を多く摂取する日本人には欠乏は起こりにくいが、大陸内部ではヨウ素欠乏により甲状腺腫が多発する。不足すると甲状腺ホルモンの分泌低下および甲状腺肥大が起こる。幼児期から不足すると甲状腺腫が発症するとともに、甲状腺ホルモン不足による発育障害、白痴やクレチン病の発症などをもたらす。チロキシンは甲状腺ホルモン結合タンパク質と結合して存在しており、発育および基礎代謝を促進する。ヨウ素は昆布に多く、ワカメには少ない。

コバルトは悪性貧血の予防因子であるビタミンB_{12}の重要な構成成分である。腸内細菌がコバルトを基質としてビタミンB_{12}を合成することができるので欠乏症は見られない。成人の１日平均所要量は0.1 mg である。

銅は鉄の吸収を促進し、ヘモグロビンの生合成に関与する。また、フェノラーゼやアスコルビン酸オキシダーゼを活性化する。成人の１日平均所要量は2.5 mg である。カキ、カニ、エビ、肝臓、ゴマ、ナッツ、大豆、抹茶などに多い。肝臓、脳および腎臓の血液中で濃度が高い。血漿中の銅は90％以上がセルロプラスミンと結合して機能している。セルロプラスミンはフェロオキシダーゼとも呼ばれており、Fe^{2+}をFe^{3+}に酸化して鉄輸送タンパク質に結合可能にする。また、コラーゲン合成に関与するリシルオキシダーゼおよびメラニン代謝に関与するチロシナーゼの構成成分でもある。

亜鉛はインシュリンや酵素類に含まれる。胃液の塩酸生成にも関与する。成人の１日平均所要量は15 mgである。貝類、食肉、卵に多く、とくにカキ（40 mg／100 g）に多く含まれている。前立腺、骨、毛髪、皮膚に多く、膵臓から分泌されるインシュリンの構成成分でもある。炭酸脱水素酵素、アルコール脱水素酵素、カルボキシペプチダーゼなど約40種の酵素の補酵素としてはたらいている。欠乏により成長減退、性腺機能不全、味覚異常、免疫機能低下などが起こるとされている。調製粉乳で育った幼児に欠乏が認められたため、1973年以降は亜鉛の調製粉乳への添加が許可されている。

マンガンは体内の含有量は極めて微量であるが、種々の酵素の賦活剤として働く。また、骨の生育を促進する。成人の１日平均所要量は４ mgである。穀類および豆類に多く、抹茶や煎茶にも多く含まれるが、茶抽出液には少ない。ヒトでの欠乏症は報告されていない。

ヨウ素、銅、亜鉛の推奨量とマンガンの目安量

年齢（歳）	ヨウ素推奨量（μg／日）		銅推奨量（mg／日）		亜鉛推奨量（mg／日）		マンガン目安量（mg／日）	
	男	女	男	女	男	女	男	女
１－２	60	60	0.3	0.3	4	4	1.5	1.5
３－５	70	70	0.4	0.3	6	6	1.7	1.7
６－７	80	80	0.4	0.4	6	6	2.0	2.0
８－９	100	100	0.5	0.4	7	6	2.5	2.5
10－11	120	120	0.6	0.5	8	7	3.0	3.0
12－14	140	140	0.8	0.6	9	7	4.0	3.5
15－17	140	140	0.9	0.7	10	7	4.0	3.5
18－29	150	150	0.8	0.7	9	7	4.0	3.5
30－49	150	150	0.8	0.7	9	7	4.0	3.5
50－69	150	150	0.8	0.7	9	7	4.0	3.5
70以上	150	150	0.8	0.7	8	7	4.0	3.5

ヨウ素は、妊婦で110μg／日、授乳婦で190μg／日追加。銅は、妊婦で0.1 mg／日、授乳婦で0.6 mg／日追加。上限量は18歳以上で男女とも10 mg／日。亜鉛は、妊婦および授乳婦で３ mg／日追加。上限量は18歳以上で男女とも30 mg／日。マンガンの上限量は18歳以上で男女とも11 mg／日。

フッ素は虫歯予防効果を持ち、飲料水中のフッ素濃度が1 ppm程度になると虫歯の発生率が下がるとされており、飲料水に添加している国もある。2 ppm以上では斑状歯が発生するので、飲料水へのフッ素添加を行う場合には注意が必要である。

セレンの推奨量と上限量（μg／日）

年齢（歳）	男		女	
	推奨量	上限量	推奨量	上限量
1－2	9	100	8	50
3－5	10	100	10	100
6－7	15	150	15	150
8－9	15	200	15	200
10－11	20	250	20	250
12－14	25	350	25	300
15－17	30	400	25	350
18－29	30	450	25	350
30－49	35	450	25	350
50－69	30	450	25	350
70以上	30	400	25	350

妊婦で4μg／日、授乳婦で20μg／日追加

酸性食品とアルカリ性食品

食品は酸素、炭素、水素、窒素の主要元素に加え、イオウ、リン、塩素、ナトリウム、カルシウム、マグネシウム、鉄などの元素で構成されている。カルシウム、マグネシウム、ナトリウム、カリウムなどのアルカリ元素は血液のpHをアルカリ性に傾けるが、リン、塩素、イオウなどは酸に代謝され、血液のpHを酸性に傾ける。体液や血液は中性から微アルカリ性に維持される必要があるので、アルカリ元素に富む**アルカリ性食品**の摂取を心がける必要がある。アルカリ元素よりリン、塩素、イオウなどの元素が多い食品は**酸性食品**といわれるが、この区別は食品自体のpHとは関係しない。食品の酸性度は食品の可食部100 gを燃焼させて生じた灰分を中和するのに必要な1／10 *N*塩酸の容量で、アルカリ度は1／10 *N*水酸化ナトリウムの容量で現される。

各種食品の酸性度とアルカリ度

酸性食品		アルカリ性食品	
食品名	酸性度（ml）	食品名	アルカリ度(ml)
卵黄	51.83	きゅうり	31.50
卵	24.47	いちじく（乾）	27.81
鶏肉(脂質の多いもの)	24.32	トマト	13.67
塩イワシ	17.35	カンショ	10.31
豚肉（中脂）	12.47	カキ（貝）	10.25
精白大麦	10.58	かぶ	10.18
ソラマメ	9.70	にんじん	9.07
サケ（魚）	8.33	ぶどう	7.15
精白小麦	8.32	馬鈴薯	6.71
卵白	8.27	大根	6.06
牛肉（中脂）	8.06	血液	5.43
ハム	6.95	ホウレンソウ	5.12
バター	4.33	キャベツ	4.02
そば粉	3.77	なし	3.26
えんどう	3.41	人乳	2.25
米（半搗）	3.18	牛乳	1.69
小麦粉	2.66	りんご	0.84
ねぎ	1.09	かぼちゃ	0.28

代表的ポリフェノール化合物

分類	機能	アグリコン（配糖体）
フラボン類	抗酸化、免疫調節作用	アピゲニン（アピイン、コスメチン）
フラボノール類	抗酸化、免疫調節作用	ケンフェロール（アストラガリン、ケンフェリトリン）、ケルセチン（ルチン）
アントシアン類	抗酸化作用	ペラルゴニジン（カリステフィン、ペラルゴニン）、シアニジン（クリサンテミン、シアニン）、デルフィニジン（ナスニン）、ペチュニジン（ペチュニン）、マルビジン（エニン、マルビン）
イソフラボン類	抗酸化、制がん、エストロゲン・抗エストロゲン作用	ダイゼイン（ダイジン）、ゲニステイン（ゲニスチン）
茶ポリフェノール	抗酸化、抗菌、制がん、脂質代謝調節、免疫調節作用	カテキン、エピカテキン、エピカテキンガレート、エピガロカテキン、エピガロカテキンガレート
その他	抗酸化作用	没食子酸

抗酸化成分とその配糖体

体調調節因子として各種低分子天然物とその配糖体が注目されている。脂質酸化物や活性酸素は、動物体内で種々の生理反応に関与するが、その過剰産生はがんの発生や種々の機能異状をもたらし、老化を促進するとされている。したがって、これらの酸化生成物の速やかな消去が健康の維持に重要である。

抗酸化ビタミン類では、ビタミンE、カロチノイド、ビタミンCなどが注目されている。これらのビタミン類は、抗酸化活性を有しており、制がん作用や老化抑制作用が期待されている。しかしながら、抗酸化成分は酸化を受けやすい化合物であり、それ自身がラジカル供給源（**プロオキシダント**）として働くこともあるので、その使用に注意する必要がある。また、シトステロールなどの植物ステロールがコレステロールの腸管吸収阻害を通じて血清コレステロール低下効果を発現することが明らかにされている。

天然の抗酸化成分ではポリフェノール化合物が注目されている。**フラボノイド**は植物性食品に含まれる着色物質で、フラボン、フラボノール、アントシアン、イソフラボンなどがある。茶ポリフェノールもフラボノイドの一種である。これらのフラボノイドは抗酸化活性の発現を通じて種々の生理活性を発現する。また、イソフラボン類はエストロゲン活性および抗エストロゲン活性を示す。イソフラボンのエストロゲン活性は閉経期女性における更年期障害の緩和や骨粗鬆症の発症予防に、抗エストロゲン活性は乳がんの予防や内分泌かく乱物質の活性発現抑制に重要である。

フラボノイドは植物体では主として糖が結合した配糖体として存在し、消化管で分解されてアグリコンとなり腸管から吸収される。動物体内ではグルクロン酸や硫酸が抱合した生理活性が低下した形で存在し、必要に応じて分解されてアグリコンとして生理活性を発現する。

オタネニンジン（朝鮮ニンジン）、大豆、杜仲葉、エゾウコギなどは種々の配糖体を含んでおり、多彩な生理活性を示す。これらの生理活性を発現する活性本体の決定や作用機構の解明はほとんど進んでいない。配糖体のなかには強い甘味を有するものがあり、甘草中に存在するグリチルリチンはショ糖の50～100倍、キク科植物中に見いだされるステビオシドは300倍の甘味を有する。

各種配糖体の体調調節機能

オタネニンジンサポニン：胃腸機能調節、代謝促進、コレステロール低下、糖代謝調節、抗疲労、造血促進、不定愁訴改善作用など。
大豆サポニン：血清脂質改善、過酸化脂質産生抑制、肝機能調節作用など。
杜仲葉配糖体：血圧降下、抗ストレス作用など。
エゾウコギ配糖体：代謝促進、糖代謝調節、抗ストレス、抗疲労、過酸化脂質産生抑制、不定愁訴改善作用など。

茶ポリフェノール

茶ポリフェノールは抗酸化、コレルテロール低下、抗う蝕、口臭予防、血圧低下、血糖値上昇抑制、抗菌、抗腫瘍、抗アレルギーなどの多彩な生理活性を発現する。緑茶は収穫後速やかに熱処理を行うことによりポリフェノールオキシダーゼ活性を失わせるので、**カテキン**類の酸化・重合が起こらない。したがって、緑茶はカテキン類の含量が高く、その生理作用の解明が最も進んでいる。カテキン類にはB環にジフェノール構造をもつ**カテキン**類とトリフェノール構造を持つ**ガロカテキン**類があり、それぞれに没食子酸が結合したガレート体が存在する。茶カテキン類のなかではエピガロカテキンガレート（EGCG）が最も含量が高く、生理活性も強い。最近ではEGCGのメチル化体も強い生理活性を有することが報告されている。

収穫後に発酵させる半発酵茶（烏龍茶など）や発酵茶（紅茶）ではポリフェノールが重合して種々の重合体を生じる。重合体の一部は遊離のカテキン類と同様の生理活性を発現すると思われるが、生理活性物質の同定が困難であることが研究の進展を妨げている。

アルコール類

γ-オリザノールは、フェルラ酸を母核とする化合物で、米ぬか中に存在し、自律神経失調症や更年期愁訴に効果があると考えられている。また、乳化性が良く、皮膚に塗布すると毛細血管の血流を促すので、化粧品に用いられる。

オクタコサノールは炭素数28個の直鎖高級アルコールで、小麦胚芽油、米胚芽油などに見いだされ、運動の持続性の向上に効果があると考えられている。

第7章　食事と病気

がんの発生

がんの発生の80％は環境要因によることが、がん発生の地域差や移民の疫学的研究で明らかにされている。なかでも、喫煙と食事の影響が最も大きいとされている。西洋では乳がん、肺がん、前立腺がん、大腸がんが多く、日本では胃がんが多かったが、日本でも食生活の洋風化により西洋型のがんが増加している。がんになる確率は1億人当たり日本人では30万人、アメリカ人で50万人

発がん過程

イニシエーション：DNAに突然変異が起こり、細胞ががん化する最初の過程。X線、紫外線などの放射線や種々の化学物質（化学発がん剤）により突然変異が誘導される。

プロモーション：イニシエーションにより生じた初期のがん細胞の増殖を促進し、がんの発生に導く過程。それ自身は発がん性を有しないが、がんの発生を促進する物質をプロモーターと呼ぶ。

プログレッション：がん細胞がより悪性のものへと進行する過程。

突然変異と変異原性

突然変異：突然変異には点突然変異とフレームシフト突然変異がある。点突然変異は塩基のアルキル化やDNAの損傷修復などにより生じるヌクレオチドの交換に基づく変異。アミノ酸の置換によるタンパク質の機能の変化や終止コドンの導入による成熟タンパク質の合成阻害に導く。グアニンのアルキル化によりグアニンがチミンと対合するようになると、DNAの複製の際グアニンがアデニンに変換され、アミノ酸情報の変化が起こる。フレームシフト突然変異は多環式炭化水素のDNAへのインターカレーションによるヌクレオチドの挿入が原因となり起こる。挿入点以降のコドンの読み取りがずれてしまうので、タンパク質の一次構造に関する情報が全く異なるものとなる。

変異原性：変異原性は微生物の突然変異を誘導する能力であり、発がん性と高い相関をもつことから、環境中の発がん物質の検索に利用されてきた。サルモネラ菌を用いた変異原試験が主として行われる。動物培養細胞を用いた遺伝子交換試験も用いられる。発がん試験は実験動物への数カ月以上の投与が必要。

前後である。喫煙者では肺がん、咽頭がん、食道がんが増加する。食品では、ピーナツに寄生するカビが産生するアフラトキシンが肝臓がんを誘発することが知られている。また、過度の日焼けは皮膚がんを、ディーゼル排気ガスは肺がんの頻度を増加させると言われている。

発がん過程は**イニシエーション**、**プロモーション**、**プログレッション**の3つに分けられている。これらの過程には遺伝物質であるDNAの損傷とそれにともなって起こる**突然変異**が重要な役割を演じる。したがって、DNA損傷の機会を減らすことががんの予防に重要である。

がん細胞の性質

がん細胞の特徴は増殖速度が速いことではなく、増殖の停止が効かないことにある。正常な細胞には寿命があり、決められた回数しか分裂することができないが、がん細胞ではこの制限がなくなっている。また、正常細胞は互いに接触すると増殖が停止するが（**接触阻止**）、がん細胞では停止しない。接着性の正常細胞は何かに接着しないと増殖できないが、がん細胞では接着の必要性がなくなっており、自由に移動して（**転移**）増殖を続けることができる。

多くのがん細胞では活性酸素消去能が低下しており、活性酸素を放出する物質により致死作用を受けやすいという弱点を有している。がんの放射線治療はがん組織に放射線を照射して活性酸素やラジカルを発生させ、正常細胞にもあ

培養がん細胞の性質

無制限増殖能：正常繊維芽細胞は一定期間以上培養できないが、がん細胞は無制限に継代培養できる。この変化を細胞の不死化という。自然突然変異により不死化した細胞を株細胞と呼ぶ。株細胞は正常細胞とはいえないが、必ずしも悪性化（がん化）してはいない。

接触阻止現象の消失：正常繊維芽細胞は細胞の接触により増殖を停止し、単層のシートを形成する。これを接触阻止と呼ぶ。がん細胞では接触阻止が働かず、細胞が重なり合って増殖する。

足場依存性の喪失：血液系の細胞を除き、生体内の細胞は基底膜や隣接する細胞など、何らかの足場と接触して存在している。正常細胞は軟寒天層の中では増殖できず、足場依存性の増殖を行うが、がん細胞では軟寒天中でも増殖することができる。この能力はがん細胞に転移能を与える。

る程度の損傷を与えるが、がん細胞を死滅させる。多くの**制がん剤**もラジカルを生成してがん細胞に致死作用を及ぼす。

がん遺伝子とがん抑制遺伝子

がんの発生に関係する遺伝子に**がん遺伝子**とがん抑制遺伝子がある。がん遺伝子には、レトロウイルスのがん遺伝子（v-*onc*）、マウス繊維芽細胞を形質転換する遺伝子、これらの遺伝子と類似した遺伝子などがある。v-*onc* は細胞の正常な遺伝子から転写されたmRNAがレトロウイルスに組込まれる際に変異が生じたもので、細胞染色体上に対応する正常遺伝子（**プロトがん遺伝子** c-*onc*）が存在する。これらの c-*onc* は細胞の増殖や分化を制御している遺伝子と考えられており、c-*onc* に適切な変異が導入されると細胞のがん化を促進するがん遺伝子となる。

がん関連遺伝子の種類と代表例

種類	遺伝子例	備考
細胞増殖因子	*Sis*	PDGF
	hst-1、*int-2*	ヘパリン結合性増殖因子（EGFファミリー）
レセプター型 チロシンキナーゼ	*Erb* B	EGF受容体
	erb B-*2/neu*	HER-2
	Fms	M-SCF受容体
	Sam	FGF受容体
非レセプター型 チロシンキナーゼ	*src-yes-fgr*	細胞質内タンパク質
	Abl	CML　Ph転座
セリン・トレオニンキナーゼ	*raf*、A-*raf*、*B-raf*	rafファミリー
	Mos	減数分裂制御
	Cot	
低分子量Gタンパク質	H-*ras*、K-*ras*、N-*ras*	点突然変異活性化
核内タンパク質		
特別なもの	*Mas*	アンジオテンシン受容体
	int-1	Wingless 変異
	Lca	ヒト肝細胞がん
がん抑制遺伝子	*RB*	網膜芽細胞腫
	p53	Li-Fraumeni 症候群
	WT	Wilms 腫瘍
	K-*rev*	低分子量Gタンパク質群
	DCC	大腸がん

がん抑制遺伝子はアンチオンコジーンあるいは劣性がん遺伝子ともいわれ、細胞のがん化を抑制している遺伝子である。高発がん家系では一対のがん抑制遺伝子の一方が欠失もしくは不活性化しており、正常な遺伝子が突然変異により不活性化すると細胞のがん化を抑制できなくなる。がん抑制因子遺伝子の産物には細胞周期、シグナル伝達、転写、細胞間相互作用、突然変異の修復に関わるものが存在する。

食品中の発がん物質と制がん物質

食品中には発がん促進因子と抑制因子が存在する。食品中に存在もしくは添加される**亜硝酸**は胃で**ニトロソアミン**を生成し、がんの発生を促進する。一方、抗酸化ビタミン類の一つである**ビタミンC**はニトロソアミンの生成を抑制することができる。また、過度の加熱はアミノ酸から発がん物質を生じるので、魚や肉の焦げた部分は食べないよう心がける。

不飽和脂肪酸が生体内で酸化されると活性酸素やフリーラジカルが生成し、

食品中の変異原物質と抗変異原物質

亜硝酸およびニトロソ化物:食品中に存在する亜硝酸量は多くはないが、魚肉ソーセージなどの着色料として添加される。また、セロリ、ホウレンソウ、レタス、ダイコンなどに多く含まれる硝酸が唾液などに含まれる細菌類により還元されて生じる。亜硝酸は酸性条件下でアミン類(特に第2級アミン類)と反応してニトロソアミンを生じる。ニトロソアミン類は強い変異原性および発がん性を示す。ビタミンC(アスコルビン酸)およびビタミンE(α-トコフェロール)は亜硝酸を分解してニトロソアミンの生成を抑制する。

加熱調理により生じる変異原物質:加熱食品より初めて見いだされた変異原物質はベンゾ[α]ピレンである。ベンゾ[α]ピレンは排気ガスやタバコの煙の中にも存在する。また、アミノ酸やタンパク質の加熱により変異原性を有するヘテロサイクリックアミンが生成する(Trp-P-1など)。この変異原物質の生成は抗酸化成分の共存により抑制される。

不飽和脂肪酸と過酸化物:不飽和脂肪酸の過酸化にともない生成する活性酸素およびフリーラジカルはDNAに損傷を与え、突然変異を誘導する。また、過酸化反応の主要生成物であるマロニルジアルデヒド(MDA)も核酸塩基と反応して変異原性を示す。酸化反応が突然変異の誘導に関与する場合、抗酸化成分が抗変異原作用を示す。

正常細胞の遺伝子に障害を与えてがん細胞が生じる。不飽和脂肪酸は優れた体調調節機能を有しているが、その機能を有効に用いるためには抗酸化成分の十分な摂取を心がける必要がある。魚などの不飽和脂肪酸に富む食事では、副菜に抗酸化成分を多く含む野菜類を組合せる必要がある。

がん細胞は活性酸素やフリーラジカルを無毒化する能力が低下している。そこで、不飽和脂肪酸や高濃度の抗酸化成分は活性酸素を放出してがん細胞に対して正常細胞より強い毒性を発現する。したがって、がん患者に対して不飽和脂肪酸や抗酸化成分をがん局所に投与することによりがんの治療に用いることが可能である。

また、食物繊維が排便促進を通じて発がん物質の生成を抑えること、発がん物質の吸着・排泄を通じて腸管吸収を抑制すること、がん免疫系を活性化してがん細胞を殺すことなどにより制がん効果を発現することが知られている。

食品成分のがん細胞毒性

ある種の食品成分ががん細胞に対して正常細胞より強い毒性を発現することが明らかにされつつある。地球上の酸素型生物は酸素分子を活性化してエネルギーの生産や授受を行っており、活性酸素を常に生産している。活性酸素は細胞の遺伝子やタンパク質を障害してがんや種々の疾病の原因となる。そこで、われわれの体は活性酸素のはたらきを局所的かつ短時間にとどめるシステムを発達させている。

長寿ビタミンとして知られるビタミンＥなどの抗酸化成分は活性酸素を捕捉して無毒化する。また、カタラーゼなどの**活性酸素消去酵素**のはたらきにより無毒化する。がん細胞では活性酸素消去酵素の活性が低下していることが多く、活性酸素を放出する物質の多くががん細胞を選択的に傷害する。食品中に含まれる種々の抗酸化成分は低濃度では活性酸素の無毒化にはたらくが、高濃度ではそれ自身が活性酸素を放出して細胞毒性を発現する。抗酸化成分を賢く利用するためにはこの二面性を理解する必要がある。

細胞の死に方には**ネクローシス**（壊死）と**アポトーシス**の２つの形式がある。前者は栄養分の欠乏などで細胞が死ぬ過程で、細胞DNAが無秩序に切断される。一方、アポトーシスは特定の細胞を計画的に自殺させる形式で、細胞死に先立ち細胞のDNAが特定の大きさに切断されるのでネクローシスと区別できる。アポトーシスは分化の過程で不要となった細胞を除去する場合、免疫系の発達の過程で自分自身に対し反応する細胞を除去する場合にも起こるが、多くの食品成分がアポトーシスの誘導を通じてがん細胞を選択的に殺すことが明らかにされている。食品成分のアポトーシス誘導機構が活発に研究されており、食品成分の制がん機構の解明に大きく寄与することが期待される。

免　疫

免疫機能とは自己成分と非自己成分の識別および非自己成分を排除する能力をさす。ジェンナーによる天然痘予防接種の成功（1798）により予防免疫が可能となり、パスツールによるニワトリコレラ菌ワクチンの作成（1879）はヒツジ炭そ病、ブタ丹毒、狂犬病などに対するワクチンの作成に導いた。1890年にはベーリング、北里らにより抗体が発見され、1900年にはランドシュタイナーにより血液型（ABO型）が発見され、今日の免疫学の基礎を築いた。

免疫機構には抗体に基づく**体液性免疫**および感作リンパ球による**細胞性免疫**があり、それぞれ異なる役割を果たしている。アレルギーにおいても両方の免疫系が発症に関与している。

消化酵素の働きは**アレルギー**発症抑制に重要なはたらきを示す。消化機能が十分に発達するとアレルゲンの分解が十分に行われるので、食物アレルギーの症状は軽減される。消化機能の発達は成長にともなうアレルギー症状の軽減の大きな部分を占める。乳幼児では**腸管免疫系**および消化機能の発達が不十分であり、食物アレルギーを有する小児では健康児にくらべ、分泌型IgA濃度が著しく低いといわれている。アレルギー発症の原因となるIgEおよびIgGの産生に関与するヘルパーＴ細胞の増殖を抑制するサプレッサーＴ細胞が腸管の代表的な免疫機関であるパイエル板から動員され、抗体の産生を抑えるといわれている。腸管免疫系の機能の維持はアレルギー防御だけでなく、感染防御にも重要な意味を有する。食品加工の発達により離乳食の投与時期が早まったことが**食物アレルギー**の増加を促進したとの指摘もあるので、アトピー体質の乳幼児においては離乳時期を早めることは好ましくない。

抗　原

抗体の生産を誘導する生体異物を**抗原**と呼ぶ。**抗原決定基**はエピトープとも呼ばれる細胞上の抗原受容体への結合部位で、産生された抗体は抗原受容体と同一の抗原決定基と結合する。

生体成分のなかではタンパク質が最も**抗原性**が強く、分子量が大きく構造が複雑なほど抗原性が強くなる。一般的に分子量4,000以上で抗原性を示し、数万以上で十分な免疫原性を示す。しかし、インシュリン（分子量6,000）やグルカゴン（分子量3,500）のように低分子で十分な抗原性を示すものもある。抗原決定基は６～８個のアミノ酸残基からなる。ミオグロビンは５個の抗原決定基を持つが、抗原決定基に親水性アミノ酸が多く、抗体との結合に極性結合が関与すると考えられている。ミオグロビンの抗原決定基はタンパク質の一次構造にのみ依存する。卵白リゾチームは３個の抗原決定基を持つが、S-S結合の切断により抗原性が失われるので、高次構造依存性の抗原決定基を有すると考えられる。アクチンなどの遺伝的変異が極めて少ないタンパク質に対する特異的抗体を作成することは非常に困難であるが、変性タンパク質を抗原として免疫すると未変性タンパク質と反応性を有する抗体が得られる場合がある。

多糖類はヒトおよびマウスに対しては強い抗原性を示すが、ウサギ、モルモットに対しては抗原性が弱い。しかし、精製せずに投与すると強い抗原性を示す。抗原決定基は５～６個の単糖残基からなる。一般に末端の糖残基が特異性を左右することが多い。ABO抗原は赤血球表面糖脂質の糖鎖であるが、抗体との反応性は非還元末端の単糖残基により支配されている。糖鎖の中央部が抗原決定基となる場合もある。

脂質はそれ自体では抗原性を示さないが、レシチン、コレステロール、タンパク質と混合して免疫すると抗原性を示す。核酸もそれ自体では抗原性を示さず、核タンパク質として投与すると抗原性を示す。抗核酸抗体を生産するヒト型ハイブリドーマが自己免疫疾患である全身性エリテマトーデス患者やがん患者から作成されている。一般に、２本鎖核酸に対する抗体より１本鎖核酸に対する抗体が得られやすい。抗原決定基は５～７個のヌクレオチド残基よりなる。

ハプテンは2,4-ジニトロフェノールのようにタンパク質などの高分子と結合してはじめて抗原性を示す低分子化合物である。低分子化合物に対する特異抗体を作成する場合、ウシ血清アルブミンなどに結合させて免疫を行う。

B細胞とT細胞

免疫機能の発現には種々の細胞が関与しており、これらの細胞は**免疫担当細胞**と呼ばれる。免疫担当細胞は造血幹細胞から分化して種々の機能を発現する。リンパ球系の幹細胞からT細胞およびB細胞が分化し、**造血幹細胞**からマクロファージ、好中球、好塩基球、好酸球、マスト細胞、巨核球、赤血球などの細胞が分化する。

B細胞は抗体産生を行う細胞であり、**T細胞**は抗体産生の調節などの多彩な調節機能を発現し、免疫機能の維持にはたらいている。**食細胞**は貪食細胞とも呼ばれ、**顆粒球**、**単球**、**マクロファージ**などが存在する。細菌、真菌、老化し

T細胞

機能によりヘルパーT(Th)細胞、サプレッサーT(Ts)細胞、細胞傷害性T(Tc)細胞、遅延型過敏症を引き起こすDTH T細胞などに分類される。Th細胞は抗原情報を抗原提示細胞からB細胞に伝達する。Ts細胞は抗体産生を抑制する。Tc細胞はキラーT細胞とも呼ばれ、標的細胞に結合して傷害作用を示す。T細胞は骨髄由来の幹細胞が胸腺で成熟して生じる細胞で、末梢血リンパ球の60～80%はT細胞である。Th細胞の表面には細胞表面抗原CD4が、Ts細胞表面にはCD8が発現することが多いが、細胞の機能と細胞表面抗原の発現は必ずしも一致しない場合がある。Th細胞は抗原認識を行うT細胞で、抗体産生や細胞性免疫反応を助ける機能を有する。

Th細胞は生産するサイトカインの種類により2つのタイプ、Th1およびTh2に分けられる。Th1細胞はIL-2、IFN-γなどを産生して遅延型アレルギーなどの細胞性免疫の誘導に関与するが、Th2細胞はIL-4、IL-5、IL-6、IL-10などを産生してIgAやIgEの産生を促進する。一方、Ts細胞は免疫応答を抑制的に制御している細胞である。T細胞は免疫寛容の成立において重要な役割を演じる。免疫寛容は自己抗原に対する抗体の産生を避けるためだけでなく、食物アレルゲンなどに対するアレルギー応答を抑制するためにも重要である。免疫寛容の成立には当該抗原に対応するT細胞クローンの消失やTs細胞による能動的抑制が関与すると考えられている。また、当該抗原に対応するT細胞クローンは存在するが、シグナル伝達がうまくいかない状態も存在することが知られている。

た自己白血球、死んだ組織細胞、異物などを貪食して分解する。**顆粒球**は成熟すると核が分れるので、**多核白血球**とも呼ばれる。染色性により**好中球**、**好酸球**、**好塩基球**に分類される。顆粒球をミクロファージとも呼び、単球などの大きな核を持つ食細胞をマクロファージと呼ぶ。マクロファージは腹腔や炎症部位では遊離の形で存在するが、肝臓Kupffer細胞や脾臓細網細胞では組織中に固定されている。マクロファージは細胞の内外で抗原の除去を行うとともに、抗原情報を細胞表面に示して、抗体情報を伝える（**抗原提示**）。これらの免疫担当細胞が正常にはたらかなければ免疫系の異常が起こり、アレルギーの発症や免疫機能の低下をもたらす。

Ｂ細胞（形質細胞）

抗体を産生する細胞である。細胞表面に膜結合型の抗原特異的IgA、IgE、IgG、IgMを発現するとともに、分泌型抗体を分泌する。通常、１個のＢ細胞は１種類の抗体のみを産生し、Ｂ細胞とがん細胞株の融合により得られたハイブリドーマを用いてモノクローナル抗体の生産が行われる。Ｂ細胞は抗原刺激を受ける前は膜結合型μ鎖（μm）を合成し、細胞膜上に発現した細胞膜結合型免疫グロブリンは、Ｂ細胞の抗原受容体として機能している。特定の抗原と結合するＢ細胞が抗原刺激の前にすでに存在しており、その割合はＢ細胞10^5個当たり１～10個である。Ｂ細胞の大部分はその表面にIgM及びIgDを有しており、IgGを細胞表面に発現しているものは少ない。抗原刺激を受けると、IgMとして細胞外に分泌されるμ鎖（μs）を合成する。両者の構造はカルボキシル末端でわずかに異なる。

マルチ幹細胞由来免疫担当細胞

マクロファージは生体内に侵入した異物の処理を行う細胞である。タンパク質、ウイルス、微生物を貪食して分解するとともに、抗原情報をＴ細胞とＢ細胞に渡して抗体を作らせるはたらきがある。ヒトの白血球には顆粒球と無顆粒球が存在し、顆粒球には酸性色素で染色される好酸球、塩基性色素で染色される好塩基球、ギムザ染色で中間色に染まる好中球が存在する。好中球はマクロファージと同様に細菌を貪食して排除するはたらきをする。好酸球は寄生虫や腫瘍細胞を攻撃する細胞である。好塩基球は本来寄生虫を駆除する細胞であるが、花粉症などのＩ型アレルギーの発症にも関与する。

赤血球は酸素の輸送を役割とした細胞であり、赤血球数の減少は貧血をもたらす。末梢血管を通過するためには赤血球膜が柔軟性を保つ必要があり、赤血球膜の流動性を高める食品成分が注目されている。**巨核球**は血小板を作る細胞であり、出血を止めるためにはたらく。

これらの免疫担当細胞を増殖させ、十分な機能を発現するためにはタンパク質栄養の充実が必要である。

マルチ幹細胞由来免疫担当細胞

単球・マクロファージ：血液中では単球（単核球とも呼ばれる）、組織中ではマクロファージと呼ばれる貪食細胞。肺胞、胸腔、腹腔内に多数存在し、抗原情報をB細胞やT細胞に伝達したり、T細胞の免疫応答を助けるはたらきを有する（抗原提示）。

好中球：好中球は、全白血球の約6割を占め、侵入した細菌の貪食作用による排除が主な機能である。

好酸球：顆粒球の一種で、骨髄で産生され、血液および組織中に存在する。細胞質にエオジン染色性の顆粒を有する。顆粒中には、寄生虫や腫瘍細胞に対して傷害活性を有する塩基性タンパク質が存在し、抗体や補体を介して寄生虫や細胞に結合して傷害活性を示す。

好塩基球：血液中に存在する多核顆粒球の1種で、細胞質にヒスタミン、ヘパリンなどのケミカルメディエーターを含む好塩基性の顆粒を有する。マスト細胞と同様に細胞表面に高親和性IgE受容体を発現しており、抗原刺激によりメディエーターを放出してI型アレルギーを誘導する。

赤血球：ヘモグロビンを有する血球で、酸素の各組織への輸送に関わる。造血組織中では核を有するが、血液中の赤血球は核をもたない。赤血球の表面に血液型を規定する抗原が存在しており、血液型が一致しない場合凝集反応が起こる。

巨核球：血小板の前駆細胞で、主に骨髄中に存在する大型細胞である。マルチ幹細胞から巨球核コロニー形成細胞、巨核芽球を経て成熟し、血小板を放出する。成熟の過程で多倍体細胞となり、8倍体以上になると血小板を放出する。

抗体の構造

ヒトはIgA、IgD、IgE、IgG、IgMの5種類の抗体を生産しており、それぞれ異なる機能を有する。抗体は種々の抗原と結合する**可変領域**と動物の種類と抗体のクラスにより定まる**一定領域**から構成されている。可変領域と一定領域は抗体をペプシンやパパインなどのタンパク質分解酵素で分解することにより分けることができる。血液中の主要抗体であるIgGは2本の**重鎖**と2本の**軽鎖**

から構成され、軽鎖は可変領域に結合している。一定領域は重鎖のみで構成されているが、可変領域との境界部分がＳ-Ｓ結合で連結されている。パパインで消化すると連結部分の可変領域側で切断するので、１個の抗体結合領域を持つFab断片が得られる。一方ペプシンで消化すると連結部分の一定領域側が切断され、Fab部分が２個連結した（Fab'）$_2$断片が得られる。一定領域側のFc部分は同じ動物のIgGは全く同じ構造を持つので結晶化し、結晶化断片としてこの名前がつけられた。

抗体の性質

生体内に異物が侵入するとまずIgMが産生される。さらに、IgMを産生する細胞の遺伝子に組み換えが起こるとIgG、IgA、IgEが産生されるようになる。この順序は生物の進化の程度と遺伝子の配列順序にしたがって並べたものであり、免疫系の進化の過程を反映しているものと思われる。

IgMは最も原始的な抗体であり、１分子に10個の抗原結合部位を持つので強い免疫作用を発現する。感染初期に出現してウイルスや微生物の排除に働く。しかし、IgM産生細胞の寿命は短く、次の年の伝染病の流行には対応できない。一方、IgG産生細胞は長期間にわたり生存することができ、IgGの生産能力の獲得によりはじめて**終生免疫**が成立する。また、IgGは胎盤を通過することができるので、母性免疫の獲得を可能にする。

続いて現れたのはIgAであり、これは涙や消化液などの外分泌液に含まれる抗体である。抗体を体外に分泌して体内への侵入を妨げることにより効果的に異物の侵入を阻害することができる。IgA分泌能力の低い新生児は消化管からのタンパク質の侵入を効果的に防ぐことができず食物アレルギーを起こしやすいので、離乳時期を早めることが食物アレルギー発症に危険を増大させる。最後に出現した抗体がIgEであり、寄生虫の駆除をその任務としているが、寄生虫の撲滅後はＩ型アレルギーの原因抗体として問題視されるようになった。

酵素消化により得られるIgG断片

Fab断片：Antigen‐binding 断片。抗原との結合能を有する断片であり、可変領域がその結合部位である。IgGのパパイン消化により得られ、CMセルロースカラムを用いて精製される。

(Fab')$_2$：IgGのペプシン消化により得られる断片で、還元してS‐S結合を切断するとFab断片に似たFab'を与える。凝集反応を示すが、補体系を活性化できない。ヒンジ領域はプロテアーゼによる切断部位が集中した部位であり、プロリン残基やS‐S結合するシステイン残基が多い。

Fc断片：Crystalizable 断片。パパイン消化により得られる一定領域を含む断片で、低イオン塩溶液中で結晶化する。一定領域はエフェクター作用を有する領域であり、動物種依存性である。補体と結合し、補体の活性化による抗原の分解に寄与する。マクロファージへの抗原の取り込み促進（食作用亢進作用）にも関与する。同じクラス、サブクラスの抗体は共通のアミノ酸配列を有しているが、異なるクラス、サブクラスの抗体は一定領域のアミノ酸配列が異なるので、エフェクター作用も異なる。

ヒト免疫グロブリンの基本的特性

	IgM	IgG				IgA			IgD	IgE
		IgG_1	IgG_2	IgG_3	IgG_4	IgA_1	IgA_2	sIgA		
分子量（kD）	970	146	146	170	146	160	160	385	184	188
H鎖のドメイン数	5	4	4	4	4	4	4	4	4	5
H鎖の種類	μ	γ_1	γ_2	γ_3	γ_4	α_1	α_2	α_1, α_2	δ	ε
L鎖のドメイン数	2	2	2	2	2	2	2	2	2	2
L鎖の種類	κ, λ	κ, λ	κ, λ	κ, λ	κ, λ	κ, λ	κ, λ	κ, λ	κ, λ	κ, λ
血清濃度(mg／ml)	1.5	9	3	1	0.5	3	0.5	0	0.03	0.0005
半減期（日）	10	21	20	7	21	6	5	?	3	2
補体結合性	+++	++	+	++	−	−	−	−	−	−
胎盤通過性	−	++	+	++	++	−	−	−	−	−
プロテインA結合性	−	+	+	−	+	−	−	−	−	−
FcγR結合性	−	++	+	++	+	−	−	−	−	−
FcεR結合性	−	−	−	−	−	−	−	−	−	++

抗体の種類と性質（１）

IgA：腸管免疫系により生産・分泌され、未消化の抗原と結合して腸管吸収を阻害してアレルギー発症を抑制。血清型IgAは主にモノマーとして存在し、モノマーがＪ鎖で結合したダイマー、トリマー、テトラマーも存在。分泌型IgA（sIgA）は２分子のIgAモノマーが１本のＪ鎖で結合し、さらに１本の分泌因子（SC）が結合したもの。SCは16-23％の糖を含む分子量約７万の糖タンパク質で、抗体の分泌を促進しプロテアーゼに対する耐性を付与する。初乳、唾液、涙、鼻汁、気管支分泌液、汗、胃液分泌液中に多い。粘膜付近の形質細胞でＪ鎖と結合したIgAモノマーが合成され、粘膜上皮細胞で合成されたSCと結合して分泌型IgAとなり、外分泌液中に放出。sIgAは粘膜からの抗原の侵入を防ぎ生体粘膜表面での局所免疫にはたらく。粘膜感染により局所でsIgA。初乳中のIgAは新生児の感染防御に重要。ポリオ生ワクチンの投与によりsIgAが産生。

IgD：血中抗体濃度が極めて低く血清中のプラスミンにより分解されやすい。IgDのエフェクター作用については不明な点が多い。Ｂ細胞の表面に存在して抗原受容体として免疫応答に関与していると考えられている。

IgE：肥満細胞や好塩基球に高い親和性を有するＩ型アレルギーの原因抗体。血中濃度が低く、代謝速度も早く、熱安定性が低い（56℃、30分の加熱で失活）。粘膜経由のアレルゲンの侵入により産生。花粉、カビ、ある種の寄生虫などに対する抗体ができやすい。百日ぜきワクチンやミョウバンはラット、マウスのIgE産生を促進。IgE産生Ｂ細胞は特有のヘルパーＴおよびサプレッサーＴ細胞集団を有し、他の抗体の産生とは異なる制御を受ける。

IgG：胎盤通過可能な唯一の抗体クラスで母性免疫に関与。エフェクター作用の発現に関与するFc領域を除去した$(Fab')_2$断片は胎盤を通過できない。新生児の血液中に母親由来のIgGが存在するが、代謝により次第に減少して生後３カ月で最低となる。Rh(＋)の父親とRh(－)の母親との間にRh(＋)の子供ができると、母親がRh(＋)抗原に対する抗体を作り、胎児の赤血球を溶血させ胎児赤芽球症となる。成人血清中の免疫グロブリンの75％がIgG。IgGには４種のサブクラスがありその存在量はIgG１＞IgG２＞IgG３＞IgG４である。免疫グロブリンの代謝速度はクラスおよびサブクラスにより異なり、Fc領域に依存し、Fab断片の代謝速度は著しく速い。エフェクター作用は補体系の活性化と食作用亢進作用。多糖類抗原に対してIgG２が多く産生。IgG産生細胞の一部は記憶細胞として長期間にわたり生存して終生免疫の獲得を可能にする。

抗体の種類と性質（2）

IgM：分子量90万のペンタマー。モノマー同士を結合するＪ鎖は分子量15,000のAsp、Glu、Cys残基を多く含む糖ポリペプチド。抗原結合部位を１分子中に10個含むので、IgGより強い凝集活性や補体活性化作用を示す。通常、IgMは免疫初期にIgGより少量が生産される。IgMが主要抗体となる抗原は同種赤血球凝集素（抗Ａ、抗Ｂ）、グラム陰性菌Ｏ抗原、関節リウマチで現れる自己抗体（抗IgG抗体）など。

抗体遺伝子

抗体は分子量の異なる２本のペプチド鎖、軽鎖（Ｌ鎖）および重鎖（Ｈ鎖）から構成され、個々のＢ細胞はκ鎖とλ鎖のいずれか一方のＬ鎖のみ合成する。Ｂ細胞の分化段階により、一時的に２種類のＨ鎖が合成されるが、原則的には１種類しか合成されない。いずれの鎖も遺伝子の組み換えにより単一の遺伝子の組合せのみが発現される。幹細胞がＢ細胞へ分化する際、遺伝子の再配列が起こることが利根川らにより明らかにされた。中間部分の配列は切断除去されると考えられている。抗体遺伝子の発現には**対立遺伝子排除**が機能している。１個の細胞は、父親と母親から受け継いだ免疫グロブリンをコードする対立遺

抗体遺伝子の組み換え（1）

遺伝子単位は約330塩基対からなり、約110個のアミノ酸残基からなる抗体の各ドメインをコードしている。Ｈ遺伝子ファミリーはＶ(variable)、Ｊ(joining)、Ｄ(diversity)、Ｃ(constant）グループより構成される。

ＶＨグループは少なくとも75個の遺伝子よりなり、それぞれの遺伝子は少なくとも17のサブグループに分類される。各遺伝子は約297塩基対からなる。Ｄグループは数個のヌクレオチドからなる短い配列で４種類存在する。Ｊグループも４種類存在し、45から51塩基対からなる。Ｃグループはマウスの場合、μ、δ、γ3、γ1、γ2b、γ2a、ε、αの８つの遺伝子複合体からなる。Ｈ鎖では、まず特定のＤ-Ｊ間で遺伝子の再構成が起こり、続いて特定のＶ-ＤＪ間で再構成が起こる。つぎに、最も近傍に存在するＣμとＣδ遺伝子を利用して、膜型のIgMとIgDが産生され、膜表面に発現する。それぞれのＶ遺伝子の５’末端に存在するＬ（leader）遺伝子は、膜型抗体の細胞表面への発現および分泌型抗体の細胞外分泌に重要な役割を果たし、膜透過時に切断・除去される。

伝子のうち、一方の遺伝子のみを発現する。

ヒトの場合、異物に接触するとまずIgMが生産される。さらに**クラススイッチ**と呼ばれる遺伝子の組み換えによりIgG、IgA、IgEなどの抗体が生産されるようになる。このクラススイッチの過程を調節することが可能になれば免疫系の調節が可能になる。茶ポリフェノールなどの食品成分がIgEへのクラススイッチを阻害することが見いだされており、抗アレルギー因子として期待されている。

抗体遺伝子の組み換え(2)

κ遺伝子ファミリーはV、J、Cグループを含む。Vκグループは約291塩基対からなり、数百種の遺伝子を含む約50個からなるサブグループに分けられる。同じサブグループの遺伝子は他のサブグループの遺伝子より互いによく似ている。Jκ遺伝子は39塩基対からなり、5種の遺伝子を含む。Cκ遺伝子は1つの遺伝子からなる。γ遺伝子ファミリーもV、J、Cグループから構成され、κファミリーと同様の遺伝子構成を有する。H鎖とL鎖はジスルフィド結合により結合し、さらに糖鎖による修飾を受ける。生体異物の侵入により免疫応答が誘導されるとまずIgMの産生が起こり、さらにB細胞の抗体遺伝子の再配列（クラススイッチ）により他の抗体種が産生されるようになる。その際、C領域のみが変化し、V、D、J領域は維持される。通常、初回免疫ではまずIgMが産生され、続いてIgGが産生され、さらに遅れてIgEおよびIgAが産生される。

ヒト抗体遺伝子はV-D-J-Cμ-Cδ-Cγ3-Cγ1-CΨε-Cα1-CΨγ-Cγ2-Cγ4-Cε-Cα2の順序で並んでおり、抗体の発現順序はCH鎖の配列順序と一致している。なお、CΨεおよびCΨγは偽遺伝子であり、実際に使用されても正常なタンパク質は合成されない。クラススイッチの過程で、一時的に2種類の抗体が産生されるがその機構は不明である。成熟したB細胞では単一の抗原に対する単一種の抗体のみ産生されており、この性質に基づきモノクローナル抗体の生産が可能となる。このクラススイッチは、サイトカインによる制御を受けている。IL-4はIgG1とIgEへのクラススイッチを促進し、IFN-γはIgG2aへのクラススイッチを誘導する。一方、IL-5はIgAの合成を促進するが、IgAへのクラススイッチには関与せず、TGF-βがIgAへのクラススイッチを誘導するといわれている。

サイトカイン

サイトカインは細胞により産生される免疫調節因子の総称である。抗ウイルス作用を有する**インターフェロン**、T細胞より分泌されるリンパ球増殖分化因子**リンホカイン**、単球・マクロファージが分泌する**モノカイン**などがある。

インターロイキンはリンパ球が産生するリンパ球活性調節因子として定義されたが、リンパ球以外の細胞にも活性を示すことから、この定義の意味は薄れつつある。サイトカインは分子量2万から5万の糖タンパク質である。多くの場合自分自身あるいは近傍に存在する細胞に生理活性を示し、局所的な免疫応答の調節を行っている。サイトカインの生産は食品成分による調節を受けることが近年明らかにされつつあり、食品の免疫調節機能の発現を担う分子の1つであると考えられている。

T細胞の1種であるヘルパーT細胞はサイトカインの産生パターンでTh1

インターロイキン類の性質

IL-1：マクロファージ、樹状細胞、単球、B細胞等が産生。T細胞、B細胞、NK細胞、マクロファージ、好中球、血管内皮細胞、繊維芽細胞、肝細胞、神経細胞などに多様な作用を及ぼす。

IL-2：T細胞、NK細胞が産生。T細胞、B細胞、NK細胞の増殖促進および活性化を行う。

IL-3：T細胞、表皮細胞、マスト細胞が産生。マクロファージ、多能性幹細胞、骨髄中の未熟型造血細胞およびリンパ系細胞の増殖を促進する。

IL-4：T細胞、マスト細胞が産生。IgG1およびIgE産生を促進する。

IL-5：T細胞、マスト細胞が産生。B細胞、T細胞、NK細胞、好酸球の増殖と分化を促進する。

IL-6：T細胞、B細胞、マクロファージ、表皮細胞、血管内皮細胞が産生。B細胞、T細胞、多能性幹細胞、巨核球、肝細胞、神経細胞、表皮細胞に多様な作用を及ぼす。

IL-7：骨髄、胸腺のストローマ細胞が産生。未熟型B細胞、T細胞の増殖促進および活性化を行う。

IL-8：単球、マクロファージ、表皮細胞、血管内皮細胞、繊維芽細胞。好中球、T細胞、好塩基球の走化性誘導および活性化を行う。

IL-9：T細胞が産生。マスト細胞、T細胞、骨髄芽球の分化調節。

IL-10：T細胞が産生。Th1細胞の活性化を阻害する。

IL-11：繊維芽細胞、ストローマ細胞が産生。多能性幹細胞、脂肪細胞に多様な機能を示す。

IL-12：B細胞が産生。T細胞、NK細胞の増殖促進および活性化を行う。

とTh２の２つに分類されている。Th１細胞はIFN-γを産生して遅延型アレルギーなどの細胞性免疫の誘導に関与する。一方、Th２細胞はIL-４などのサイトカインを産生してIgAおよびIgE産生細胞の分化を促進して抗体産生を促進するが、遅延型アレルギーの発現には関与しない。Th１とTh２細胞は互いに

インターロイキン以外のサイトカイン

インターフェロン（IFN）：IFN-α、-βは各種細胞が産生。抗ウイルス活性を示す。
IFN-γはＴ細胞、NK細胞が産生。マクロファージ、NK細胞を活性化。

腫瘍壊死因子（TNF）：TNF-αはＴ細胞、Ｂ細胞、マクロファージが産生。Ｔ細胞、マクロファージ、内皮細胞を活性化。TNF-βはＴ細胞、マクロファージが産生。Ｔ細胞、好中球、内皮細胞を活性化。

コロニー刺激因子（CSF）：顆粒球・マクロファージコロニー刺激因子（GM-CSF）はＴ細胞、マクロファージ、内皮細胞、繊維芽細胞が産生。骨髄中の未熟な造血細胞、マクロファージ、顆粒球の増殖・分化を促進し、活性化。マクロファージコロニー刺激因子（M-CSF）はマクロファージ、内皮細胞、繊維芽細胞が産生。骨髄中の未熟型マクロファージ系細胞の増殖・分化を促進する。顆粒球コロニー刺激因子（G-CSF）はマクロファージ、内皮細胞、繊維芽細胞が産生。骨髄中の未熟型顆粒系細胞の増殖・分化を促進する。

その他：幹細胞因子（SCF）は繊維芽細胞、ストローマ細胞が産生。骨髄中の造血幹細胞、未熟型造血細胞、マスト細胞の増殖・分化を促進し、活性化する。形質転換増殖因子-β（TGF-β）はＴ細胞、Ｂ細胞、マクロファージが産生。Ｔ細胞、Ｂ細胞、マクロファージの増殖・活性化を阻害する。

サイトカインの抗体産生調節機能とＴ細胞亜集団におけるサイトカイン産生パターン

サイトカイン	Th１	Th２	備　考
IL-２	＋＋	－	Ｔ細胞増殖刺激因子。IgM、IgG１産生の促進。
IFN-γ	＋＋	－	IgG２a産生促進。IgE産生を抑制。
TGF-β	＋＋	－	IL-２、IL-５と共同してIgA産生を促進。
GM-CSF	＋＋	＋	顆粒球マクロファージコロニー刺激因子。
TNF-α	＋＋	＋	Ｂ細胞の増殖とIL-２誘導性抗体産生の増強。
IL-３	＋＋	＋＋	多能性コロニー刺激因子。
IL-４	－	＋＋	Ｂ細胞増殖刺激因子。IgG１、IgE産生の促進。
IL-５	－	＋＋	活性化されたＢ細胞の抗体産生細胞への分化を促進。IgM産生細胞への分化促進。IgA、IgG１産生の促進。
IL-６	－	＋＋	Ｂ細胞の分化促進。生体防御反応に広く関与。
IL-10	－	＋＋	サイトカイン合成阻害因子。

増殖および機能を抑制する働きを有しており、Th 1 細胞が生産するIFN-γは Th 2 細胞の増殖を抑制し、Th 2 細胞が生産するIL-10はTh 1 細胞のリンホカイン産生を抑制する。

アレルギー

アレルギーとは、変化した反応能力、すなわち特定の抗原に繰り返し接触した個体は1度も接触したことのない個体とは異なる反応を示すことを意味する。一般に、異物の繰り返し投与による免疫過敏反応をさす。予防を意味するプロフィラキシーの対語として、**アナフィラキシー**ともいわれ、過敏症という用語も使われる。アレルゲンはアレルギーを起こす抗原物質をさす。本来的には免

アレルギー発症機構

	Ⅰ型	Ⅱ型	Ⅲ型	Ⅳ型
表現	アナフィラキシー性（即時型）。	細胞溶解性または細胞刺激性。	抗原抗体複合物による障害。	遅延型、細胞型。
抗体または細胞	IgE、IgG 4 。	IgG、IgM、マクロファージ。	IgG、IgM。	リンパ球。
補体の関与	なし。	あり。	あり。	なし。
局所反応	肥満細胞・好塩基球に結合したIgE抗体と抗原が反応し、ケミカルメディエーターが放出。	細胞膜抗原と抗体が反応して補体を活性化し、細胞を溶解または刺激する。	沈降性抗体と過剰抗原による溶解性複合物の沈着、補体の活性化、血管透過性の亢進。	抗原によるT細胞の活性化、リンホカインの放出、マクロファージ・好中球の集合。
ケミカルメディエーター	ヒスタミン、セロトニン、ロイコトリエン。	性化補体成分、細胞溶解により遊離されるリソソーム。	活性化補体成分、リソソーム酵素。	各種リンホカイン、リソソーム酵素。
症例、反応	枯草熱、喘息、じんま疹、PK、PCA、食物アレルギー、花粉アレルギー、アナフィラキシーなど。	血液型不適合輸血副作用、新生児溶血性疾患、自己免疫疾患、橋本病、アレルギー性血小板減少症、薬物性後天性溶血性貧血。	Arthus 反応、血清病、糸球体腎炎、補体の過剰活性化、薬物アレルギーなど。	ツベルクリン反応、接触性皮膚炎、病原体に対する過敏性など。

疫機能による防御反応と障害反応の両者をアレルギーと呼んだが、現在では後者に限定して使用することが多い。全身的障害反応をアナフィラキシー、局所的障害反応をアレルギーと呼ぶことが多い。**アトピー**は“奇妙な”という意味で、枯草熱、喘息、じんま疹、薬剤アレルギーなどの発症と関係する。遺伝的素因が関与しており、石坂夫妻によるIgEの発見（1965）がレアギン説に導いた。

アレルギー反応は即時型反応と遅延型反応に分類される。即時型反応は体液性で、接触後２、３分で現れ、十数分以内に最高になる。Ⅰ型アレルギーはIgEによる反応で、顕在型アレルギーが多く、抗原の特定が容易である。吸入性アレルギー（花粉、ダニなど）はこの型が主体であるが、食物性アレルギーはⅡ～Ⅳ型と複合していることが多く、複数の抗原に感作している場合もあり、抗原を特定しにくい覆面型アレルギーであることが多い。Ⅱ型アレルギーは生体の組織細胞に対する自己抗体の産生あるいは他からの抗体の移入による障害反応である。Ⅲ型アレルギーは多量の免疫複合体の形成にともなう過剰の抗体のエフェクター作用による障害である。遅延型反応には、細胞性のⅣ型アレルギーが属する。

アレルゲン

アレルギーの原因物質を**アレルゲン**という。多くの場合タンパク質である。小児では卵（オボムコイド、オボアルブミン）、牛乳（β-ラクトグロブリン、カゼイン）、大豆など、成人ではマグロ、サバ、卵、小麦がアレルゲンとなりやすい。調理、加工、加熱があまりされてない食品ではアレルギーが起こりやすい（生卵、冷たい牛乳など）。また、高たんぱく食および高脂肪食はアレルギーの原因となりやすい。特定の食品を大量かつ繰り返し摂取しないように気をつける。

タンパク質の腸管吸収については、ボツリヌス毒素100 g当たり約１ mgが未分解のまま吸収されることがヒトにおいて実験的に確認されている。腸管機能の発達が不十分な新生児やウイルス性下痢症の小児の場合著しく増加すると思われる。

β-ラクトグロブリンと乳糖を加熱することによりアレルゲン活性が数十倍に増強されることが報告されている。β-ラクトグロブリンに結合した乳糖がエピトープとして機能するものと考えられている。乳糖付加タンパク質の抗体との反応性はラクチュロースにより阻害されるので、アミノカルボニル反応により生じたラクチュロースが抗原性の発現に関与する可能性が指摘されている。グルコース結合卵アルブミンでは抗体誘導能が低下するとの報告もなされている。

アレルゲンの一般的性質

1）分子量は１万から10万のタンパク質が多い。分子量が大きすぎると腸粘膜の透過性が低下する。IgE抗体の架橋にある程度の大きさが必要であると考えられる。
2）加熱処理、消化酵素に対する抵抗性が高い。卵白オボムコイドはトリプシンインヒビター活性と高い熱安定性を有する。牛乳β-ラクトグロブリンや卵白コンアルブミンは熱変性を受け易いが、熱変性後も抗原性を保持する可能性が指摘されている。
3）繰り返し構造の存在。アレルゲンM（タラ）やオボムコイドが繰り返し構造を有する。

食品中のアレルゲンタンパク質

食品	アレルゲン	分子量	特　徴
卵白	オボムコイド	28K	構造的に類似した３つの繰り返し構造を持つ。トリプシンインヒビター活性および高い熱安定性を持つ。
	オボアルブミン	45K	
	コンアルブミン	77.8K	
牛乳	β-ラクトグロブリン	18.3K	ヒトには類似したタンパク質が無く、異種性が高い。
	カゼイン	23-24K	含量が高い割にはアレルゲン性が低い。
タラ	アレルゲンM	12K	構造的に類似した３つの繰り返し構造を持つ。
米	アルブミン	16K	トリプシン、キモトリプシン抵抗性。トリプシンインヒビターの１次構造と相同性を有する。
大豆	Gly m Bd 30K	30K	7Sグロブリン画分に存在。チオールプロテイナーゼ。
ソバ	未詳	8－9K	トリプシンインヒビター活性。
落花生	未詳	65K	
果物類	未詳	30K	

食物アレルギーの診断と治療

アレルギーの診断では血液中のアレルゲン特異的IgE抗体を測定することにより原因食品を決定する。アレルギーの発症にIgEが関与していない場合、皮膚反応試験により原因物質を特定することができる。

食物アレルギーの治療では除去試験を行う。これは疑わしい食物とそれを含む加工品を除去した食事を１週間から１カ月続け、症状の消失を確認する方法であり、かなりの時間と根気を要する。除去試験によりアレルゲンが推定されると、誘発試験を行う。誘発試験は除去試験により症状が全く認められなくなった時期に推定抗原を与え、症状の発現を確認することにより行う。重篤な症状が現れる危険があるので、微量から投与し、症状が現れるまで漸次増量する。

アレルギー治療においては、原因食物の絶対的除去を行うことが多い。しかし、除去食の強制は小児の学校（幼稚園）嫌い、不機嫌・不活発の原因ともなりうるので注意が必要である。アレルゲン成分を分解あるいは除去した低アレルゲン食品、あるいはアレルギー反応を抑制する抗アレルギー成分を含む抗アレルギー食品の開発が望まれる。食物アレルギーは成長にともない消失することが多いので、必要以上に除去食を続けるべきではないとされている。これは消化力の向上及び分泌型IgAの増加によるものと思われる。薬物療法は対症療法主体で決定的な治療薬はない。原因食物の除去が不可能である場合、抗アレルギー剤の投与が有効である。食物アレルギーは吸入性アレルギーをともなう場合が多く、食物アレルギーに対して適切な治療を行わないと、成長にともな

食物アレルギー診断法

RAST：血液中のアレルゲン特異的IgE抗体定量法の１つ。RAST陽性率はⅠ型アレルギーの発症と相関するが、必ずしも一致しない。卵白、牛乳に対する陽性率は０歳児に高く、成長にともない低下する。大豆、小麦に対する陽性率は年齢による変化が少ない。米に対する陽性率は10歳前後に上昇する傾向がある。

皮膚試験（皮内反応試験）：抗原投与後30分以内に症状を呈する即時型アレルギーに対しては陽性率が高く、RAST値より信頼性が高いが、その他の場合、診断的価値は高くない。

い食物アレルギーが消失した後、重篤な吸入性アレルギーに苦しむことがあるので注意が必要である。

低アレルゲン食品

食品のアレルゲン活性を低下させる最も確実な方法はアレルゲンタンパク質の分解・除去である。小児アレルギー患者においては、成長にともないアレルギー症状が変化するとともに、症状が軽快することが多い。そこで、アレルゲンを含む食事を制限することにより食物アレルギーの発症を抑制し、軽快を待つことが多い。このような制限食の献立作成の一助として、種々の**代替食品**が開発され、利用されてきた。米アレルギー患者に対しては、粟、稗、黍などを用いた食品が利用されてきたが、近年ではアマランサスのような新規食品素材の導入が行われている。

低アレルゲン食品

ファインライス：米アレルゲンをプロテアーゼにより選択的に分解したもの。米の食味を損なうことなくアレルゲン活性を低減。特定保健用食品第1号。

加水分解乳：乳タンパク質をアミノ酸まで完全分解したもの、ペプチドレベルまで分解したものが市販。MA-1、LF-P、エピトレスなど。

粟：もち粟とうるち粟がある。タンパク質、カルシウム、鉄、ビタミンB類は米より多い。菓子（あわぼーる）、醬油などに加工。

稗：雑穀の中で食味が米に近く、たべやすい。菓子（ひえりんぐ）、醬油などに加工。

黍：苦味が強い。パンや菓子の材料として用いる。

アマランサス：ヒユ科に属する擬穀物。アメリカでは健康食品として普及。栄養価が高い。

米粒大麦：米と同じ大きさに炊き上がる。米と半々に混ぜて使用。

キャロブ：地中海沿岸に自生するバナナ状木の実の粉。

タピオカ：キャッサバ芋の根から分離した澱粉。

サツマイモ：乾燥して粉にし、クッキーなどの材料に使う。

葛：葛の根から分離した澱粉。

ライ麦：黒パンの原料。

菜種サラダ油：圧搾法で絞った菜種油。大豆アレルギー患者向け。

米油：玄米胚芽と米ぬかから作ったサラダ油。大豆アレルギー患者向け。

これら代替食の開発に加え、アレルゲンのプロテアーゼ消化が古くから行われ、牛乳タンパク質を完全に分解した加水分解乳が牛乳アレルギー患者向けに製造されてきた。完全分解乳の欠点は、タンパク質の分解により苦味が生じること、浸透圧の上昇により乳幼児の消化器への負担が増大することなどである。近年では、これらの欠点を解消するため、タンパク質の限定分解によるペプチド乳の製造が行われている。固形食品では、プロテアーゼ消化によりアレルゲン活性を完全に低下させることは困難であるが、米においてはアレルゲンタンパク質を選択的に分解したファインライスが製造され、米アレルギー患者に利用されている。

ファインライスの製造

1）アレルゲン分解：新米重量の100分の1重量のアクチナーゼと20 ppm のオレイン酸モノグリセリドを溶解した1M炭酸緩衝液を加え、減圧脱気して室温に1日置く。
2）一次水洗を2時間行い、炭酸緩衝液を除く（米が褐色になる）。
3）0.1 N 塩酸に10分間浸して白くする。
4）二次水洗を一晩から1日行い酸を除く。
5）脱水機にかけた後、大気圧で蒸煮して表面を糊化して乾燥米の破壊を防ぐ。
6）米粒が互いに付着しないよう揉みほぐしながら熱風乾燥する。

抗アレルギー食品

ある種の食品あるいは食品成分が**抗アレルギー作用**を示すとの報告がなされている。食品のアレルゲン活性の低減が個々の食品についてアレルゲン物資を

抗アレルギー食品とその成分

n－3系多価不飽和脂肪酸： α-リノレン酸（シソ油）、EPA（魚油）、DHA（魚油）がアラキドン酸由来のロイコトリエン放出を阻害し、活性を抑制する。
n－6系多価不飽和脂肪酸： γ-リノレン酸（月見草油）がアトピー性皮膚炎に有効。
フェノール性化合物： 茶ポリフェノール、フラボノイドなどの抗酸化機能によりリポキシゲナーゼ活性が阻害され、ロイコトリエンの放出が抑制される。ヒスタミン放出抑制活性も報告。
シソ葉エキス： 腫瘍壊死因子TNFの生産抑制による抗炎症作用。活性成分の1つはポリフェノール化合物。
ヨード卵： 健康指向鶏卵の1種。活性成分は未解明。

同定し、その選択的除去法を開発する必要があったのに対し、**抗アレルギー因子**の活用は食品のアレルゲン活性の普遍的低減法として期待されている。これらの抗アレルギー因子が病者用食品あるいは特定保健用食品として認可されるためには、機能性因子の作用機構の解明が不可欠であり、活発な研究が進められている。

漢方薬

漢方薬は、複数の**生薬**を組合せてその薬理作用を利用するものである。いくつかの生薬に抗アレルギー作用や抗炎症作用が報告されているが、漢方においてはそれらの生薬を組合せることにより生薬の生理作用を効果的に引き出している。生薬のなかには、われわれが日常的に摂取しているものを原料としたものもある。生薬は、食物のなかで薬理作用の強いものが生薬として利用されるようになったものであり、近年注目を浴びている機能性因子の嚆矢であり、その宝庫でもある。アレルギーの治療のみならず、種々の疾病の根治的治療に用いられるが、効果の発現には長期間を要するので、長期的な服用が必要である。また、症状により生薬の組合せが異なるので、専門医の指示に従うことが肝要である。

漢方に用いられる生薬の主成分と生理作用

名前	主成分	作用
葛根（カッコン）	ダイゼイン、ゲスティン	鎮痙、解熱。
黄芩（オウゴン）	バイカリン、バイカレイン	抗アレルギー、抗炎症、利肝。
甘草（カンゾウ）	グリチルリチン、リクイリチン	鎮静、鎮痙、抗潰瘍。
黄連（オウレン）	ベルベリン、コプチシン	鎮静、鎮痙、健胃、抗菌、血圧降下。
桂皮（ケイヒ）	ケイヒアルデヒド	鎮痙、鎮静、解熱、末梢血管拡張、抗血栓、抗炎症。
柴胡（サイコ）	サイコサポニン、ペクチン	中枢抑制、平滑筋弛緩、抗消化性潰瘍、抗炎症。
地黄（ジオウ）	カタルポール、オークピン	血糖降下、血液凝固抑制、利尿。
山梔子（サンシシ）	ゲニポサイド、ゲニピン	鎮静、利胆、胃液分泌抑制、瀉下。
厚朴（コウボク）	マグノロール、ホーノキオール、マグノラクリン	鎮静、消炎、抗潰瘍。
桔梗（キキョウ）	プラチコジン、イヌリン	鎮痛、鎮静、解熱、鎮咳、末梢血管拡張。
生姜（ショウキョウ）	ジンジェロール	中枢抑制、解熱、鎮痛、抗痙攣、鎮咳、鎮吐。
芍薬（シャクヤク）	ペオニフロリン	神経鎮痛、末梢血管拡張、抗炎症、抗アレルギー、免疫賦活。
当帰（トウキ）	リグスチライト、ファルカリノール、ペクチン、アラビノガラクタン	中枢抑制、解熱、鎮痛、血液凝固抑制、抗炎症、免疫賦活。
大棗（タイソウ）	サポニン、ペクチン	抗アレルギー、抗消化性潰瘍、抗ストレス。
半夏（ハンゲ）	アラビナン、エフェドリン	中枢抑制、鎮吐、鎮静、鎮痙。
伏苓（ブクリョウ）	パキマン	利尿、抗胃潰瘍
人参（ニンジン）	ジンセノサイド	中枢興奮、中枢抑制、疲労回復、抗ストレス、強壮。
附子（ブシ）	ハイゲナミン	鎮痛、強心、血管拡張。
麻黄（マオウ）	エフェドリン、メチルエフェドリン	中枢興奮、交感神経興奮、鎮咳、血圧降下、発汗。
苡仁（ヨクイニン）	フレデリン、コイキセラノイド	中枢抑制、筋弛緩。
牡丹皮（ボタンピ）	ペニオフロリン、ペオノール	鎮静、鎮痛、抗炎症、月経困難改善。

参考図書（書名50音順）

『機能性脂質のフロンティア』（2004、佐藤清隆・柳田晃良・和田俊、シーエムシー）
『機能性食品情報事典第２版2005-06年版』（2005、東洋医学舎）
『機能性食品素材便覧』（2004、清水俊雄編、薬事日報社）
『大学でどう学ぶのか』（2005、山田耕路著、海鳥社）
『健康栄養学』（2005、小田裕昭・加藤久典・関泰一郎編、共立出版）
『抗アレルギー食品開発ハンドブック』（2005、小川正・篠原和毅・新本洋二編、サイエンスフォーラム）
『国民栄養の現状』（2003、健康・栄養情報研究会編、第一出版）
『細胞制御工学』（1986、村上浩紀編、学窓社）
『食材図典』（1995、小学館）
『食品栄養学』（1994、木村修一・吉田昭編、文永堂出版）
『食品化学』（1992、鬼頭誠・佐々木隆造編、文永堂出版）
『食品学』（2003、久保田紀久枝・森光康次郎編、東京化学同人）
『食品学』（2005、飯尾雅嘉・五十嵐脩編、建帛社）
『食品学総論』（1999、森田潤司・成田宏史編、化学同人）
『食品機能化学』（1990、中村良・川岸舜朗・渡邊乾二・大澤俊彦著、三共出版）
『食品機能学への招待』（1995、須見洋行、三共出版）
『食品成分の機能と化学』（2001、山田耕路著、アイピーシー）
『食品成分のはたらき』（2004、山田耕路編、朝倉書店）
『食品総合辞典』（1998、五十嵐脩・小林彰夫・田村真八郎編、丸善）
『食品大百科事典』（2001、食品総合研究所編、朝倉書店）
『食品中の生体機能調節物質研究法』（1996、川岸舜朗編、学会出版センター）
『食品と生体防御』（1992、村上浩紀・上野川修一編、講談社サイエンティフィク）
『食物アレルギー』（1995、菅野道廣・岸野泰雄編、光生館）
『生化学データブック』（1979、日本生化学会編、東京化学同人）『生物機能研究の進歩１』（2002、山田耕路監修、生物機能研究会編、アイピーシー）
『低アレルギー食品の開発と展望』（1995、池澤善郎編、シーエムシー）
『動物細胞工学ハンドブック』（2000、日本動物細胞工学会編、朝倉書店）
『動物細胞培養技術』（1992、村上浩紀編、廣川書店）
『免疫学辞典』（1993、大沢利昭・小山次郎・奥田研爾・矢田純一編、東京化学同人）

山田耕路（やまだこうじ）　現職：九州大学大学副学長。
1951年６月７日生。1970年４月九州大学農学部入学，1974年３月九州大学農学部食糧化学工学科卒業，1976年３月九州大学農学研究院食糧化学工学専攻修士課程修了，1979年３月九州大学農学研究院食糧化学工学専攻博士後期課程修了・農学博士号取得，同年11月アメリカ国立環境健康研究所ポストドクトラルフェローとして渡米，1982年３月九州大学医学部癌研究施設助手に採用（同年４月生体防御医学研究所に改組），1985年４月九州大学農学部食糧化学工学科助手に配置転換，1089年10月同上助教授昇任，1997年４月同上教授昇任，2005年11月九州大学副学長就任，現在に至る。1997年６月に生物機能研究会を設立して産学官協同研究を支援。

主要著書：『細胞制御工学』（学窓社，1986），『食品と生体防御』（講談社，1992），『動物細胞培養技術』（廣川書店，1992），『食物アレルギー』（光生館，1995），『低アレルギー食品の開発と展望』（シーエムシー，1995），『食品成分の機能と化学』（アイピーシー，2001），『生物機能研究の進歩Ⅰ』（アイピーシー，2002），『食品成分のはたらき』（朝倉書店，2004），『機能性脂質のフロンティア』（シーエムシー，2004），『食品学』（建帛社，2005），『抗アレルギー食品ハンドブック』（サイエンスフォーラム，2005），『大学でどう学ぶのか』（海鳥社，2005）。

食品のはたらき

■

2006年４月14日　第１刷発行

■

著者　山田耕路
発行者　西　俊明
発行所　有限会社海鳥社
〒810－0074　福岡市中央区大手門３丁目６番13号
電話092（771）0132　FAX092（771）2546
印刷・製本　有限会社九州コンピュータ印刷
ISBN4－87415－575－８
[定価は表紙カバーに表示]
http://www.kaichosha-f.co.jp